SHODENSHA
SHINSHO

近藤理論に嵌まった日本人へ 医者の言い分

村田幸生

祥伝社新書

まえがき　～BEYOND　医療否定～

拙著『「スーパー名医」が医療を壊す』（祥伝社新書、二〇〇九年）にて、医療のかかえる多くの悩みを世に問うてから、あっという間に五年が過ぎてしまった。

医療崩壊を論ずる報道はあまり見かけなくなったが、もちろん当時提示した医療の諸問題は、今もそれほど改善されていない。

いや、改善どころか、某国民的コミック誌にて『医者を見たら死神と思え』というすごいタイトルのマンガ連載が開始されたことを見れば、医療不信はむしろ増大しているのではないかと思う。

実際、書店に行けば、近藤誠（こんどうまこと）氏の著書をはじめとする医療否定本が花盛りだ。一方、医者の反論らしきものはほとんど見かけない。

それはなぜか。いくつか理由が思い浮かぶ。

一つは医療の高度な専門分化である。たとえば、講演会のあとの懇親会にて、ベテランの医者の方々に、

「医療否定ブームはもちろん反対だけど、抗がん剤否定については、わたしは賛成だ」

「血圧、コレステロールはあんまり下げなくていいんじゃないかと、わたしも思う」

などと声をかけられて、仰天すること、しばしばだからだ。

そう、みな（わたしもふくめ）自分の専門分野の治療を否定されると怒るが、専門でない分野に関しては「そうかもしれない」と思ってしまうようなのだ。専門性があだになって、医療否定側に診療科を超えた連携を見事に分断されている。

もうひとつは医者の世界に根強い「言い訳せず、もくもくと働く医者こそがいい医者」という固定観念だ。わたしも若い頃そう思っていたような気がする。しかし、もくもくとみなが医療に打ち込んだ結果が、この国民の喜ぶ医療否定ブームなのだ。事実を真摯に受け止める時だろう。


この本では、半分の章が、医療問題をめぐる三人の人物による会話という形式を取っている。奇をてらっているわけではなく、理由がある。

本書のテーマは、医療不信、抗がん剤、高齢者医療と、いずれも重い。普通の文章では書き手の側も書いていていてつらいし、読み手の側も同じだろう。いくら正論を書いてあろうとも、読んでもらわねば意味がない。その点会話形式なら、いたずらに深刻になることなく、重いテーマもいくらかは軽快に展開させることができ、読み手の方にも読みやすいだろうと考えた。

登場人物のM、N、Oはいずれも架空の人物である。Mはわたしがモデルというよりは、多くの医者の意見を集約したものである。また、この五年間で意見が変わったり、悩んだり迷ったりしたわたしの気持ちが、一部Nの言葉の中に混在している。

この本は、近藤誠氏をはじめとする医療否定派の方々を言い負かすことが主題ではない。読者にしても、自分や家族の治療についての専門家の言い争いを聞きたいわけではないだろう。

動脈硬化の世界に「BEYOND（ビヨンド）　コレステロール」という言葉がある。「コレステロールを下げることが最終目的ではなく、そこから動脈硬化を減らすための新たなステップを踏み出すことこそが大切」という意味だ。

そう、医者も、いわば「BEYOND　医療否定」、医療否定論に反論したあとからこそが新たなステップだ。

がんの専門医は、抗がん剤で患者さんが喜ぶように努力しなければならないし、糖尿病専門医は、患者さんが合併症のみならず脳梗塞、心筋梗塞にならない方法を見つけなければならない。

最終章は、この五年間の総括であると同時に、老後や医療に不安をかかえている方々の心の重荷を取り除きたい、という思いをこめて書いた。とくに後半は、わたしのように故郷に一人老いた親を残している方々へのメッセージである。

最後のページを読み終わって、あなたが「ああ、読んでよかった」と思って本を閉じることを切望している。

村田(むらた) 幸生(ゆきお)

二〇一五年一月吉日

目　次

第一章　近藤理論という「壁」
——医者はなぜ、反論できないのか

第二章　糖尿病治療の最前線
――「血糖コントロール無用説」への科学的反論の試み

第四章　「がん治療」の現在と未来
——余命告知、抗がん剤の延命効果、副作用を考える

第一章　近藤理論という「壁」

――医者はなぜ、反論できないのか

（登場人物プロフィール）

・M氏（五二歳）内科の勤務医。救急病院の内科部長だったが、四九歳の時に心筋梗塞(こうそく)で倒れ、診療所勤務に転勤。高知県出身。健康雑誌に医療エッセイを連載している。

・N氏（五一歳）某大手証券会社の支社管理職。メタボ。病院や医者は大嫌いだが、医療否定派ではない。高知県出身。Mの高校時代の同級生。

・O氏（四九歳）M、Nの高校の後輩。銀行勤務後に脱サラして、中学生、高校生向けの個別指導塾を経営している。空手の師範代でもある。熱狂的な映画ファン。

三人とも、高知に高齢のひとりぐらしの母親を残している。

●昭和の主婦は、なぜ長生きなのか

土曜日の夜。ここはとある駅前の、安くてうまい居酒屋。

三人の中年オヤジ客がせまい座敷席に陣取り、コップ酒をあおりながら額をよせて熱く話しこんでいる。三人ともかなりできあがっているようだ。

中肉中背のM氏。でっぷり太った赤ら顔のN氏。筋肉質のスポーツマンタイプのO氏。

彼らそれぞれのプロフィールは冒頭の部分を読んでもらうとして、しばしこの三人の会話に耳を傾けていただこう。なにやら故郷の高知の話で盛り上がっているようだ。

M「NHKの大河ドラマ『軍師官兵衛』、面白かったねぇ〜。家族全員で観たよ」

N「そうだね。官兵衛は、まるでかつての上司＝秀吉がワンマン社長になって困ってるサラリーマンみたいだったよ。感情移入して観ちゃったね」

O「九州に国替えされるところなんざ、いきなり支社長で行かされるようなもんでしたね」

N「まあ、われわれ高知県出身者としては、『龍馬伝』の時以上とまでは言わないけどな。でもたしかに面白かった」

O「龍馬はやっぱり別格ですよ。あの頃は、お互い〝土佐脱藩窓ぎわ組〟なんて呼び合ってたじゃないですか」
N「土佐脱藩ねえ……、われわれも若い頃は、気分は江戸に出てきた坂本龍馬だったが……。気がつけばたいして出世もせず、もうこんな年だ」
O「龍馬は三一歳の若さで亡くなっても、あれだけの偉業を成し遂げてるのに、恥ずかしながら、ぼくももうすぐ五〇歳です」
M「五〇代かあ……、悩み多き年代だね」
N「最近驚いたのはね、高校の同窓会に出たら、会の初めに黙禱の時間が設けられたことだね」
M「同級生、何人か亡くなってるんだよね」
N「島田紳助氏が、以前テレビでこんなことを言っていた。『人生は六〇分のサスペンスドラマ、五〇代はドラマの五〇分頃。そろそろ崖に立って、今までを振り返って、いろいろ事件の謎解きを説明しなくちゃいけない』ってね」
M「五〇代になれば、もういつ倒れてもおかしくない。人生を振り返って、自分の人生の意味づけを説明しなくちゃいけないということだね」

O「毎日生活していくだけでせいいっぱいですから、人生の意味なんて考えてる余裕もないですけどね（笑）」
M「まあ、とは言いながら、ぼくたち三人とも郷里に母親を一人残してるから、母親より先に倒れるわけにはいかんのだけどね」
N「そうだよ。高知の女性は長生きだからな」
M「というかね、高知にかぎらず、ぼくたちの母親の少し上の世代がすごく長生きなんだね……。『三丁目の夕日』という映画は観たかい？」
O「もちろん！　一九六〇年から六四年ぐらいの東京を描いた映画ですよね」
M「あの映画に薬師丸(やくしまる)ひろこ演じる昭和の主婦が出てくるよね。当時三〇代から四〇代の彼女たちの世代が今、八〇代半ばから九〇代になって健康で長生きなんだよ。がんで死なず、心筋梗塞で死なず、九〇歳まで生きてるわけだからね」
N「なんでだろう？」
M「やっぱり、昭和三〇年代のあの頃の食事がいいんだよ。いま炭水化物制限が人気だが、逆だ。やっぱり、ごはんはしっかり食べるけど、おかずは野菜や魚が中心、という和のお惣菜(そうざい)はいいんだね」

N「なるほど。それに昔は大家族で、姑、舅も一緒だから、主婦もそういう食事を作るよね」
O「でもそのあと高度成長期になって、核家族化して、日本のおかずはハンバーグやトンカツや焼き肉になっていくわけですね」
M「しかも、長生きなのは主婦＝おかあちゃんというところがミソだ。昭和のおとうちゃんはこうはいかない」
O「そうなんですか」
M「おとうちゃんは、昼は外でカツ丼、ラーメンだからね。しかも夕食食べた後、ごろんと寝ころんでテレビ。おかあちゃんは食後も皿洗いその他、身体を動かす。健康的だ」
O「現代のおとうちゃんは皿洗いしてますけどね……（笑）」

●もはや社会現象となった近藤誠ブーム

N「しかし、高知のおかんたちも、いくら長生きするだろうとはいえ、不老不死じゃないからな。そのうち病気にもなるだろうし、いろいろ心構えしておかんとな」

M「そうだね。かかりつけ医をしっかり作っておくことだね」

N「ところがだ！　今、『高齢者に医療はいらない』『医者の治療は効果なく、ムダ』とかいう本がいっぱい出てるよね」

O「医療否定ブームですね」

N「おれのおかんもああいう本にはまっちゃってね。『病気になっても薬は絶対飲まん』『寝たきりになってチューブ栄養で生きるのはいや』『がんになって、何もせず死ぬのが一番いい』なんて言い出してね……。本当に困ってるんだよ」

O「Nさんのお母さんと言えば、もと大学の教官じゃないですか。本に書かれたことを簡単に鵜呑(うの)みにするような方じゃないのに……」

N「それだけ、ああいう本は魅力的で、はまりやすいんだ。何と言ってもおかんが一番喜んで読んでるのが、『医者に殺されない47の心得』だ」

M「『患者よ、がんと闘うな』『抗がん剤は効かない』の近藤誠氏の本だね。ベストセラー、いやミリオンセラーだ」

N「そう、おかんの話では、高知でも数カ月、大型書店の売り上げランキング1位だったらしい」

O「……高知よ、おまえもか……、ですね。M先生には申し訳ないけど、ぼくの親戚（しんせき）も読んで喜んでいたらしいです」

M「医療否定本の作者はあまたおれど、国民の圧倒的支持を受け、他の追随を許さないのが近藤誠氏であることに間違いないだろうね」

N「日本全国一〇〇万部以上売れたらしいから、もう社会現象だね。しかし、この本、目次を見ただけでも驚くよ。『医者によく行く人ほど、早死にする』『医者の健康指導は心臓病を招く』『がんの9割は、治療するほど命を縮める』……。推定じゃなく断定形だよ⁉　ここまで書かれて医者は平気なのか？」

M「うん。ぼくも医学部でない大学教授に『どうして医学界は反論しないんですか？』と聞かれたことがある。ネット上でもよく『医者は反論できないのだ。やっぱり近藤先生が正しいからだ！』という意見を見かけるね」

N「何を他人事（ひとごと）みたいに言ってるんだ！　おまえたち医者がはっきりしないからだろう！（怒）」

O「まあまあ。で、実際、なぜ反論しないんですか？」

M「反論できないんじゃないんだよ。たぶん医者はみな『反論も何も……、ここまで来ると、もうどう答えたらいいかわからない』と途方に暮れてるんだよ。たとえばこの本の『心得1』だけ見ても、もう途方に暮れるね」

N「コンビニ感覚で医者にかかるから、医者の『おいしいお客様』にされてしまう、という文章だね」

M「そう。現場はまったく逆だよ。医者はコンビニ受診を嫌がっていて、『おいしい』という感覚の正反対なのは、どの医療特集でも出てくる周知の話じゃないか。ぼくも、周囲の医者も、みな『もっと少ない数の患者さんをゆっくり丁寧に診察したい』と思ってる」

O「そうなんですね」

M「これじゃあ反論も何も、『いいえ。患者さんを「おいしいお客様」などと思う医者はいません！』としか言いようがない」

N「なんか反論というよりは、痴漢の冤罪の人間が『してないとしか言いようがない！』と叫んでるみたいだな」

M「そう。言っていてとても空しい。反論してる医者のほうが間抜けに見えるんじゃないか？」

N「近藤氏の初期の本は、たしかに『弱きを助け、強きをくじく』という雰囲気で、『がん患者さんのために』という気持ちがあふれてたと思うんだよ。でも、がん治療以外も叩き出してから、何か変だね」

M「医者は強き存在でも何でもないけどな……。もう医者をくじくことが目的になっているような気がするね。がん治療も生活習慣病治療も、まとめてぶったぎりだもんね」

O「いったい近藤氏に何があったんでしょうね？　どうしてそんなにすべての医者が嫌いになってしまったんでしょう？」

M「わからない。『病気の大部分は治療の必要がない』なんて書かれると、もうどう答えていいかわからないよ」

●さらに医者が困惑する理由

M「近藤氏の本に科学的に反論してみせろ、と書いている人は多い。しかしね、『医者に殺されない～』は、どうひいき目に見ても、科学的な読み物じゃないよ」

N「たしかにね。でも今まで近藤氏は多くの著作で、統計や論文を引用して、独自の理論を展開している。『医者に殺されない～』は、それらの集大成として一般向けにやさしく書いたものだろう」

O「つまり『集大成と言うべきこの本に至るまでの近藤理論について科学的に反論しろ！』という意味なんですね。それはどうなんですか？」

M「う〜ん。なかなかうまく表現できないけど、そう言われると、さらに医者は困惑するな」

O「えっ、そうなんですか？」

M「多くの理由があるけど、二つほど紹介しておこう。物理学者の父親が生前によく言っていたが、学会の場では異なる学派は、つかみあいになるんじゃないか、というほど激しい論争になるそうだ。でも、懇親会ではみな仲良く歓談する。なぜか？」

N「お互い一流の科学者としてリスペクトしてるからだろうね」

M「そう！　異なる学説を認められなくても、それを唱えている学者の人間性を批判しているわけではない。近藤氏と医学界の関係に欠けているものはそれだ！」

N「なるほど。『医者たちは、自分たちの生活のために、むだな治療をして金儲け』などと書かれては、お互いのリスペクトも何もないね」

M「他に生活習慣病の基準の数値についても『薬を売るための策略としか思えません』な

ど書いている。生活習慣病の統計を批判しているようで、これでは医者そのものを批判しているわけだ。でも、科学的討論には、根本にお互いへの尊敬や信頼関係がないと絶対に成り立たないんだ！」

O「う〜ん、よくわかりますよ。プロレスの試合で、ライバル団体のリングに上がるようなものですね。どんなに敵対しているように見えても、根本にお互いへの信頼がないとリングに上がることはないですからね」

N「格闘技にたとえるの、やめてくれよ〜」

M「もう一つの理由はね、医学の特殊性と言うか……、そもそも科学的な反論って、一般的にどういうイメージだろう？」

N「この論文は、ここの数式が、論理的に間違っている。正しい数式はこう、みたいな……」

O「そうですね」

M「そうだろう。でも、医療にそんなきれいに割りきれるような式はないんだ。だから医者は『科学的に……』と言われるほど『いやいや、そんなものはないよ』と困惑してしまうんだ」

●困るのは、がん患者とその家族

N「そうだとしてもだよ、おれたち素人は『医者も困惑してるんだろうなあ』なんて思わないよ。やっぱり医者は近藤氏に言い負かされて沈黙してるように見えるわけだ」
O「でも日本人って熱しやすく冷めやすいですからね。近藤誠ブームも一過性のものだろうと書いてる方もいますよ」
N「いや、それは少し違うね。高齢者医療や、生活習慣病についてはともかく、がん治療否定についてはブームでは終わらないと思うね。その理由は、やっぱり圧倒的な『がん人口の多さ』だ。そうだろう?」
M「まあね。二人に一人ががんになり、三人に一人はがんで亡くなる時代だからね」
N「二人に一人ということは、自分や自分の親のみならず兄弟姉妹、親の兄弟姉妹、いとこ、配偶者の親兄弟まで含めれば、必ずがん患者に出会う。その時が来れば、みな必ずがん関係の本を読む。一般向けの医学書も読むだろうが、近藤氏の本も必ず読むよ」
M「『抗がん剤は効かない』論や、『がん放置論』の存在を知るだろうね」
N「そう、そして迷い、不安になり、悩むだろう。……実はまさにおれがそうだったんだ」

MO「ええっ！」

N「おかんが『医者に殺されない〜』にはまって困ってるなんて言ったが、実をいうと、おれ自身が一時期『抗がん剤否定』論にはまりかけてたんだよ」

M「そうなのか？」

N「うん。五年前のことだ。妻のお父さんに進行がんが見つかった。転移もあり、手術はできないということで、主治医から抗がん剤を使うかどうかという話になった。おれはその時、山ほどがん関係の本を読んだよ」

M「そうだろうね」

O「で、近藤氏の本にはまったんですか？」

N「正確に言うと、そうじゃない。近藤氏の一連の著作の、抗がん剤否定の部分については納得のできる反論が見つけられなかった、ということだ。……つまり、『近藤氏は間違っている！　義父に抗がん剤を使ってもらおう！』と思わせてくれる本に出会えなかったんだ」

M「で、お義父さんは抗がん剤を使わなかったのかい？」

N「いや、妻や義兄はやっぱり少しでも寿命が延びるなら、と希望したね」
O「……どうだったんですか」
N「結果としては、使ってよかった。がんが縮小し、その後再発したものの、あと半年と言われていたのが、二年間も頑張ったからね」

●家族は抗がん剤の延命効果を喜べない？

M「そんなことがあったとは知らなかったよ」
N「まあ、おれたち夫婦は義父たちと離れてたんで、あまり役に立ってないが……。でも、一緒に住んでたお義母さんや義兄は、最後の数カ月は介護が大変だったみたいだね」
O「でも、抗がん剤の効果があってよかったじゃないですか」
N「うむ、それがね。Mには悪いけど、やっぱり抗がん剤治療って、ちょっと特殊な世界だな」
M「……」
N「だってね、効果があったのに、なんか『抗がん剤よ、ありがとう！』なんていう雰囲気には、ほど遠いんだね」

MO「……」

N「もし、誰かに聞かれても『いや～、やってもらってよかったです。抗がん剤、おすすめしますよ！』なんて答えられないんだよ。だってもし、義父に効果が全然なかったり、副作用が強かったら、今頃抗がん剤反対派になってたと思うんだよ。そう思うと、なんかすっきりしないんだ」

O「統計データなんて関係ないんですね。個人の結果がすべてということなんでしょうか……」

N「しかもだ。妻もあんまり『やってよかった』という感じじゃないんだよ」

M「……それは完治しないがんの宿命だね……。ある医者がブログに書いていた文章に、よく表われている。『たとえ（抗がん剤で）生存期間が延びても、まだまだずっと生き続けるつもりだった患者の期待に答えられていない』」

N「そうだね。もう一つはね、妻とかを見ていると、義父の最後の衰弱したつらい姿ばかりが強烈に印象に残っているみたいなんだね。今でもよく思い出して泣いてるよ」

M「なるほどね。われわれ医者は抗がん剤に数カ月延命効果があると言う時、『元気な時期が数カ月延びる』と思っている。でも今のNの話を聞くと、どうも家族は違うんだね。最後の数カ月の衰弱した時期が心に刻まれるから……」

N「そう。われわれ家族は、患者の最後のつらい苦しい数カ月を延ばしたような錯覚に陥るんだ。あれだけ病院に通って苦しい思いをして、最後はこれ？　みたいな」

O「そのこと、抗がん剤を使う医者たちはご存じなんでしょうか？」

M「うっ……、耳が痛いね（汗）」

O「それと、五年前のこととはいえ、Nさんがいくら調べても近藤氏の抗がん剤否定にちゃんとした反論が見つからなかったというのは、びっくりですね」

M「ちょうど五年前、ぼくも大学医学部の同窓会で同級生たちに会って、進行がんの抗がん剤治療についてどう思うか、聞いたことがある。基本的にみな『だって、患者さんも、患者さんの家族も何かできることがあればしてください、と藁にもすがる気持ちで言ってくるんだよ。選択する抗がん剤がない頃なら別だが、しないわけにいかないよ』と言ってたね」

N「『そりゃあ、もちろんやるべきいい治療だよ！』と言わないんだね……」

M「うん。むしろみな渋い顔で『あんまり抗がん剤の話はしたくないなあ……』という感じで、テンション低かった。まあ消化器内科医なら内視鏡的治療、外科医なら手術が自分の活躍の場だからね、それができないからこそ抗がん剤を使うわけで、テンションが低くなるの仕方ないかもしれないが……」

O「でも、そのテンションの低さじゃあ、近藤氏に反論する気も起こらないでしょう。ただ、今お話ししてるのは、現場の医者の話ですよね？　学会レベル、専門家レベルの反論は、Nさんの言うように本当にないんですか？」

N「そうだね。Mの口から聞きたいね。この際だからO君に、今までの抗がん剤論争の流れをダイジェストで教えてあげてくれよ」

O「ぜひお願いします」

M「えらいことになったな（苦笑）」

●過去における抗がん剤否定への反論は？

M「まず、近藤氏の『患者よ、がんと闘うな』が文藝春秋から出版されたのは一九九六年だ。『医者に殺されない～』が出版されるまでの一六年間、医者の側も沈黙していたわけではないんだ」

O「そうなんですか」

M「そう。『がんもどき理論』やがんの早期手術、早期発見無効説に対しては、多くの専門家が当初から異を唱え続けている。一九九六年、日本癌学会総会にて、三人の専門家が反論されている」

O「へえ〜」

M「同じく一九九六年の日本癌治療学会総会にて、学会長がマスコミに反論文書を送っている」

O「われわれ一般人は知らないですねえ」

M「『がんもどき理論』への反論と言えば、何といっても有名なのは病理学者の斎藤建氏だ。『がん専門医よ、真実を語れ』という対談集が一九九七年に文藝春秋から出ているが、その中でかなり白熱したバトル討論を繰り広げている」

N「うん。でも結論は出てないよね」

M「そう。その前にも、斎藤氏は一九九六年に『近藤誠氏の「がんもどき理論」の誤り』を主婦の友社から出されていて、近藤氏はそれにも反論している」

N「おれも読んだよ。しかし後半はもう水かけ論的だよね」

M「もともと『がんもどき理論』は、近藤氏自身も『神学論争のようなもの』と書いたこともあるぐらいで、証明も反証も難しいからね」

O「信ずるか信じないか、ですね」

M「そう。で、今回ぼくたちが問題にしてるのは『抗がん剤は効かない』論のほうだ。こっちにどう反論してきたか、だが」

N「これは『がんもどき理論』とは独立して存在し得るからね。がんもどきでない、進行したがんについての治療だからね」

M「ところがだ。Nのいうように、たしかに過去の討論集、対談集には、抗がん剤無効説に対するちゃんとした反論は見当たらないんだよ」

N「そうだろう?」

M「対談集と言えば、さきほどの『がん専門医よ～』と、もう一つは『「がんと闘うな」論争集』(日本アクセル・シュプリンガー出版、一九九七年)という本がある。この二冊には、本当に多くの医者が登場するけれども、みな自分の専門分野たとえば手術、検診、病理については熱く反論するが、抗がん剤についてはやっぱりテンションが低い」

N「低いどころか、抗がん剤に肯定的でない発言もしてるよね？」
M「そうだね。東大医師グループは『結論を言えば、近藤さんの抗がん剤治療についての意見には、何の反論もありません』と発言している」
O「ええ～っ！　近藤氏に賛同的な医者ばかり集めた対談集なんじゃないですか？」
M「そうでもない。たとえばこれはどうだろう。ある医学紙（「メディカルトリビューン」一九九八年六月十一日付）に掲載された『がん論争』という対談だ。対談相手は当時の癌研附属病院の内科部長で、近藤理論を批判されていた方だ」
N「ほう。それは読んでないな」
M「その医者の発言だ。『とにかく、抗癌剤については、うちでも本当に困っている。ぼくは内科部長ですけど、ぼくが反対だから化学療法をやめろとは言えないわけです』」
N「驚くべき発言だね！」
M「もっと驚くことも言っている。『（抗がん剤は）こんなもの薬かと思うわけで、もう錬金術に似てくる』」
O「信じられないですよ……」
N「この医者にかぎらず、みな自分の専門領域は反論しても、抗がん剤に関しては『まあ、そこは近藤氏に叩かれても仕方ないね』的雰囲気なんだね」

O「将来、抗がん剤をすすめられても、これじゃあね……」

M「いやいや、待ってくれ。落ち着いて考えよう。これらの討論はすべて一九九七年から九八年頃のものだ。最初の討論からは、もう一七年という歳月が過ぎているからね」

N「そうだな。五年前義父にも使用したが、分子標的薬など、抗がん剤は飛躍的に進化しているからな。さあ、現在の話を聞かせてほしいね」

M「さきほどの対談の医者たちも、今では考えが変わっているかもね」

O「というか、変わってないと困りますよ！」

M「ここ数年の『抗がん剤は効かない』論争の状況はこうだ。二〇一一年一月の『文藝春秋』にて、近藤氏は『抗がん剤は効かない』という文章を発表した。それに対して、抗がん剤専門医チームの反論が『週刊文春』にすぐ掲載された」

N「今回は早かったね」

M「近藤氏も同誌にてすぐに再反論。二〇一一年五月、近藤氏は『抗がん剤は効かない』を出版した。文庫本は『抗がん剤だけはやめなさい』に改題している。この本の中で、その再反論の内容を紹介している」

O「で、どうなったんですか？」

M「うん。ところがね、この本には再反論だけが載っているので、読者には抗がん剤専門医の主張がよくわからないんだよ。むしろ最後に意見を述べたのが近藤氏で、その後医療側が沈黙してるように見えるので、『近藤氏が討論に勝った』と思ってる人も多いんじゃないかな」

N「そうだよ。ネット上では、『(抗がん剤グループは論争で) 近藤氏に木端微塵にされた』なんて書いてる人もいるぐらいだからね」

M「でも一方、抗がん剤専門医たちは、自分のブログで『(「週刊文春」の) 反論で十分。決着はついた』と書かれているから……」

O「見事にかみ合ってませんね」

N「そう。医者の世界ではどうか知らないが、世間的にはまったく決着はついていないね」

O「ぜひ、がん専門医の再々反論を聞きたいですね！」

N「そのとおり！」

●読者の求めるものは「科学的反論」か、「心の安らぎ」か？

M「でもね、ちょっと待ってほしい。近藤氏に対して、専門医が科学的に反論したら、本当にそれでみな納得するんだろうか？　……何か違うような気もするんだ」

O「どういう意味ですか？」

M「だって、『医者に殺されない～』への書評を見ていると、『病気が怖くなくなりました』『面白くて夢中になって読みました！』『生きていくのが楽になりました！』とかだよ」

O「なるほど。まるで人生論や宗教の本を読んだような書評ですね」

M「ほとんどの読者は、まだ病院にかかっていない、でも将来老いたり、病気になった時のことが不安な中高年じゃないのかな」

O「まあ、若者や、すでに病院で治療している方はあまり読まないでしょうね」

M「で、まさしく医療否定本や近藤氏の本は将来、治らない病気や、寝たきりになった時の不安を取り除いてくれる。〝そうか！　がんになっても放置すれば苦しくないいんだ！〟〝医者が治療するから苦しいんだ！〟〝寝たきりになっても何もしなければ穏(おだ)やかな最期なんだ！〟とね。……Nのお母さんがはまったのも、こういう本が心安らかにしてくれるからだろう」

N「……」

M「近藤氏の本を読んで『素晴らしい！』と思った読者には、専門家の反論なんて、心に響かないいんじゃないだろうか？」

O「……書いてることが科学的に正しいかどうかではない、ということですね」

M「科学的、統計的な反論も大事かもしれない。でも、たぶん医者側が、近藤本に替わる『老い、病気になった時に心安らかになる方法』を提示しなければ、近藤誠ブームには対抗できないと思うんだ」

O「う〜ん、至言ですね……。でも、それはとても難しいことでしょうね」

M「そう、至難の業（わざ）だ。だって、老いてなくたって、病気でなくたって、心安らかな毎日なんて難しいからね。その証拠にほら、本屋に行ってごらん。そういうタイトルの本が目白押しだ。『人生が思い通りにいかない時に読む本』『心が折れそうになったら読む本』『人間関係に悩んだら読む本』とか……」

O「本当ですね。心安らかでない人がほとんどなんですね（笑）」

N「……」

M「高野利実（たかのとしみ）氏という有名ながん専門医がいる。虎の門（とらのもん）病院の臨床腫瘍（しゅよう）内科部長をなさっている方だが、自分のブログで、抗がん剤が効く効かない論争を科学的に討論しても不毛だ、という意味のことを書かれている」

O「それは驚きですね」

M「書かれていることは、ぼくの『科学的反論よりも心安らか』説に近い。高野氏の主張はこうだ。

（1）抗がん剤が効くか効かないかは、科学的、客観的な効果よりも、本人の主観的効果である。

（2）主観的効果は、患者さんの『抗がん剤で何を目指したいのか』『残りの人生をどう生きたいか』『治るか治らないかではなく、幸せのために何ができるか』によって決まる。

この『幸せ』は『心安らかな日々』と置き換えてもいいだろう？」

O「すごいですね。一流のがん専門医でも、科学的効果よりも人生観や心の安らぎを重視しているんですね！」

●人生論を語る前に医療に必要なことは？

O「どうですか。Nさん。この『科学的効果よりも心の安らぎ』説。何かさっきからずっとしかめっ面で黙ってますけど……」

N「……」

M「どうしたんだい。納得できないことがあれば、言ってくれよ」

N「…………わかった。じゃあ遠慮なく言わせてもらうよ。Mの『心の安らぎ』説、抗がん剤治療については、納得できないどころか、おれは大反対だね！」

O「そうなんですか？」

M「……」（唖然）

N「まあ心の安らぎがどうとか、いい話だ。治療において人生論は大事だと思うよ。でも、いざ家族が進行がんになれば、抗がん剤を使うかどうか迷ってる時には、そんなことは言ってられない。人生論を語るのは、抗がん剤を使うと決めた後だろう？　日本人は今、その前の段階で悩んでるんだよ！」

M「……」

N「五年前のおれがそうだった。抗がん剤否定の気持ちになって悩んでいた。その時に心だのなんだのと、抽象的なことを言われても困る。医者のはっきりした目に見える説明を聞きたいんだよ!」

M「……」

N「朝日新聞にこんな記事が載っていた(二〇一四年一月十四日付)。あるがん患者さんのご主人が『効果が科学的に証明されているのは、(抗がん剤の)標準治療だけと知り、妻の選択は間違っていなかった(と思う)』と言ったそうだ。医者の心や誠意じゃない。患者さんを納得させたのは、科学的証明だったんだよ!」

M「……」

N「おまえたち医者がまず『抗がん剤治療は正しい! 近藤氏のここがおかしい!』とはっきり言ってくれなければ、迷っている患者や家族は、心や人生論だの先の段階にはすすめないんだよ!」

M「……」

N「あんまりいいたとえじゃないが、たとえば、おれのおかんに進行がんが見つかったとしよう。おかんは近藤氏の本にはまってるから『放置する』と言うだろう。おれは、専門医の話を聞きに行こうと言って、嫌がるおかんを外来に連れてゆくだろう」

M「……」

N「そこで、主治医が、Mの言うところの人生論型治療タイプだったとしよう。言っておくが、医者が思っている以上に、患者は病気や医療について何も知らないよ。コンピューターで言えば、冗談抜きで『メールって何?』ぐらいのレベルだ」

O「まあ、そうですよね」

N「おまけに、医者の前で『何を言われるだろう』と緊張している」

O「そうですよね。良性の病気でも緊張しますから、ましてやがんなら……」

N「その状態で、主治医がおかんに、

『抗がん剤が効くか効かないかは、あなたの人生観です』

『抗がん剤で何を目指したいですか?』

『あんたのこれからの人生の目的、幸せは何ですか?』

と聞かれたら……」

O「本人も家族もあっけにとられますよね。抗がん剤治療をするべきかどうか、どういう効果があるか、話してくれるかと思ってますもんね」

N「そうだ。『ここは何かの宗教セミナーか?』だよ。おれなんかたぶん『何で自分の人生で初めて会った人間に、おかんの人生の意味について口出しされなくちゃいけないんだ⁉』と、イスを蹴って退室しちゃうよ」

O「Nさんならやりかねませんね」

N「そう、不安な状態で初めて会う医者に人生論を聞かされても、こっちはそれどころじゃなく、よけいに不安になるんだよ！」

O「Nさんの言いたいこと、わかりました。人生論を誰かと語るには、まずその人への信頼感という土台が必要なんですね」

N「そう。その信頼という土台を作るのが、治療効果の科学的証明なんだよ！」

●やはり、がん専門医の反論でなければダメ！

M「Nの言いたいこと、心に響いたよ。勉強になった。ぼくの『科学的反論、人生論、どちらが大事か』という問いかけは、正しくなかったようだね。こう言い換えよう。『どちらも大事だが、人生論を語る前に、まず信頼という土台＝科学的に治療効果を納得することが必要』とね」

N「わかってくれたようだね。ネットで検索してごらんよ。質問箱や知恵袋で『抗がん剤を使っているが、続けていいのだろうか？　近藤氏の本が間違っているのなら、それをちゃんと論理的に示してほしい』といって悩んでる方は多いよ」

M「そうなのか……」

O「今、信頼どころか逆に『抗がん剤に延命効果はない。論文は捏造』と、土台が近藤氏に崩されてグラグラなんですね」

N「そう。まずはこの土台の建て直し……、納得のいく治療効果の提示、または近藤氏の間違いの指摘、だろうね」

O「数年前、某製薬会社の高血圧のデータ捏造が発覚したじゃないですか。もう国民は何を信じていいのかわからない、ですよ」

N「こういう時だからこそ、近藤氏の『抗がん剤の論文は人為的操作』という説を、ぜひ論破してほしいね」

M「統計ねえ……、統計の得意な同級生が、こう言っていたよ。『近藤氏の間違いは統計の解釈だからね。その間違いを指摘するには、まずは統計学の基礎の講義から始めないと。一般読者はその時点で何を書いてるかわからないと、読むのをやめるだろう』」

N「まあ、近藤氏の本の統計の解説のところは、おれたち一般人にはたしかに難解だよね」

M「君たちだけじゃないよ。ぼくだって、糖尿病専門医だから、生活習慣病の統計論文は読んでも、抗がん剤治療の統計論文はあまり読まないから、近藤氏の本を読んでも『PFS』だの『リードタイムバイアス』だの、普段なじみのない単語ばかりだ」

O「そうなんですか」

M「そう、難解な文章を長く読まされたあとで『臨床医は（統計の）情報操作に気づかない』だの、『ランセットに問い合わせの手紙を出したら論文が訂正された』なんて書かれると、つい『そうなのか？』と思ってしまうよ」

O「近藤本、おそるべし、ですね」

M「ぼくだけじゃないよ。あるがん専門医が自分のブログで『がんが専門でない医師の場合は（近藤氏の）この主張を正しいと感じてしまう』と書かれているぐらいだからね」

O「……」

M「一方、そのがん専門医は『クロスオーバー試験について書いてない時点で、もう近藤氏の理論はアウトです』とも書いている。それを読んでぼくは『そうなの？』と言ってるぐらいなので、とても討論に参加する資格はないね」

N「情けないな～。頑張ってくれよ」

M「いや、情けないかもしれないが、けっして恥ずかしいことではないよ。だって、抗がん剤専門医の先生に、『糖尿病に薬はいらない』論に反論してみろ、と言っても、たぶんちゃんとできないと思うんだよね」

N「そういえば、近藤氏は糖尿病についても統計論文を紹介して、治療を否定していたね」

M「昔からよく言われる『メタボの診断基準は値が低すぎ、罠である』なんて説も、メタボの基準になぜ悪玉コレステロールが入っていないのか、ちゃんと答えられる医者ならば反論できるはずだ。でも動脈硬化に興味のない医者なら『そうなの？』と言うだろう。それと同じだよ。お互いさまだ」

O「なるほど。それが専門性というものですね。じゃあ、M先生はぜひ、糖尿病に対する反論を書いてくださいよ」

M「う～ん。実はね、考えたこともあるけど、それは結構大変なんだよ。いや、反論の隙がないとかそういう問題じゃないよ。こう言ってもピンと来ないだろうけど、近藤本は、構造的に反論しにくい構成になっているんだ」

O「でも、専門医が専門領域で反論すると、こういうちゃんとした反論になるんだなぁ、という参考にはなりますよ。そうでないと、はまっている人はみなもう『近藤氏の書いてることはすべて正しい』みたいになってますからね」

N「そうだよ。まあおれは今のところ糖尿病治療にはあまり関心はないけど、ぜひ参考にしたいな」

●なぜ編集部に抗議が殺到したのか？

M「実は昔、健康雑誌に書いた文章をすごく叩かれたことあるんだ。ある本への反論を書いたんだが……。当時はなぜ叩かれるのかわからなかった。でも今日、Nの話を聞いていて、その謎が解けたよ」

O「近藤氏への反論を書いたんですか？」

M「いや、ぼくはこういう意味のことを書いた。『医療とかかわるから老いや病気が苦しくなるわけではない。すべての病気が治るわけじゃないが、老いて医療にかかわるのも人生の一部。高齢者治療も、抗がん剤治療も、生活習慣病治療も、受けないという選択もあっていいが、よく考えて選んでください』とね」

O「……？　きわめてまともな文章だと思いますが……？」

M「ところが、編集部に怒りの手紙が何通も来た。『何が言いたいのかさっぱりわからない。こんな言い訳のような人生論を聞かされても仕方ない。こんな文章なら医者でなくても書ける』とか『医者なら、もっと科学的、医学的なことを書け！』とかね」

N「なるほど。君の人生論は、その読者たちの心の琴線に響かなかったわけだね」

M「そう、今にして思えば、さきほどのたとえの、Nのお母さんをがん専門医に連れていくのと同じ気持ちになったんだろうね」

N「おまえなんかに人生を相談しに来たんじゃないよ！　だね」

M「それと同じで、健康雑誌の連載なんていうと、みなまったり人生論なんて聞きたくないんだね。治療に役立つことが聞きたいんだ」

O「どういう治療があるのか、どれぐらい治るのか、とかが聞きたいわけですね」

M「今ならよくわかるよ。……ただね、医療エッセイは、書けば書くほど人生エッセイに近づいてしまうんだけどねえ（笑）」

O「まあ、有名な作家やスポーツ選手の書いた人生エッセイなら、みな喜んで読むんでしょうけどね……」

N「なるほど。五〇歳前後というのがまた中途半端に現役なんだな。そりゃあ高齢の引退した人間に誰もくってかからないよな。日野原重明先生などは例外的な達人なんだね」

O「M先生の場合、その読者も〝現役の医師なら、医者の技を見せてみろ！〟と腹を立てたんじゃないでしょうか」

M「もう現役とは言えないほど身体ボロボロだけどな……」

●結局、困るのは一般の医者と患者さんたち

M「今、気がついたんだが、その『達人の原理』、抗がん剤治療にもあてはまるみたいだな」

O「どういう意味ですか？」

M「医療否定ブームのはずなんだが、『治療法がない、好きなことをして過ごしてください』と言われた末期がん患者が『見捨てられたよう』『冷たい医者』と主治医に怒る話をよく聞くじゃないか」

N「そういえばそうだね」

M「つまりね、近藤誠氏や医療否定派のベテランが放置をすすめると、みな喜ぶんだよ。でもわれわれ一般の医者がすすめると怒るんだな」

O「なるほど。近藤氏やベテランは達人なんですね」

M「一般の医者だと、怒るどころか、『高齢の進行がん患者に何もしてくれなかった』と遺族が主治医を訴えた例もあったはずだ」

N「それはつらいね」

O「このままだと、つらい思いをするのは、患者さんと一般の医者たちですね」

M「そうだ。世の中、大病院ばかりではないよ。常勤の内科医二、三人でやっている病院なんていくらでもある。腫瘍内科どころか、消化器内科、循環器内科などにも特化できず、『内科』としてすべて診ている医者も多いはずだ」

N「そうだろうね」

M「そういう病院の医者が、手術できないがんや末期がんの患者さんに出会った時、抗がん剤治療をするにしても、しないにしても、このまま自分の病院で診ていていいのか？と悩むんじゃないかな」

O「そのためにも、がん専門医の近藤氏への反論はやっぱり必要ですね」

M「反論というか、納得のいく説明だね。がん専門医の先生方に希望するのは、近藤氏への攻撃が目的ではないよ。患者さんが治療を選択するための、抗がん剤の正しい情報の大衆への提示、だね」

N「がん専門医、それも抗がん剤を現在使用している現場の臨床医の反論でないとだめだろうね。なおかつ抗がん剤の統計学の豊富な知識も必要だろうからね」

O「M先生は、ぜひ糖尿病について書いて、お手本を見せてほしいですね」

M「そうだね。たしかにぼくはがんの専門でないけれども、自分の専門領域で反論することにより『おそらくは、がん治療否定も同じような間違いに陥っているんだろう』『がん専門医も、こういう気持ちなんだろう』『こういう理由で反論しにくいんだろう』と、ぼくなりのアプローチはできると思うんだ」

第二章　糖尿病治療の最前線

——「血糖コントロール無用説」への科学的反論の試み

●奇跡を起こした魔法の薬――一九二二年、ニューヨーク

二十世紀になっても、治療法のない小児の難病があった。

一九二二年、ニューヨーク州ロチェスター。一五歳からその「難病」に罹患していたジェームズ・ヘブンズ・ジュニアは、骸骨のような身体で、衰弱で動けず、刻々と死に近づいていた。枕から頭を持ち上げることもできない。両足の激しい痛みと、空腹と絶望で毎日泣いていた。

五月二十一日夕方。ヘブンズにある注射が行なわれた。この注射による治療はアメリカでは初めてだった。奇跡は起きた。その後の数回の注射を経て、二週間後、ヘブンズはベッドから起き上がって歩けるようになったのだ。

「難病」の名前は「1型糖尿病」。奇跡を起こした「魔法の注射薬」の名前は……、「インスリン」。

現在では「1型糖尿病」でも、適正なインスリン注射にて高齢まで生きられる。普段の日常生活も制限ないようにもっていける。プロのスポーツ選手もいる。ミスユニバースになった女性もいる。

いまだにSF映画の中の未来世界では、未来の機器や装置にかこまれつつも、注射一本

で病人が元気になるシーンがなぜか出てくる。医療に対するみなの「未来の医療はこうだといいな」という希望、あこがれなのであろう。わたしも子供の頃、あこがれたし、いや、今でもそういう注射があればなあと思う。

だが、医学が進歩し、医療が専門分化すればするほど、逆に「注射一本で…」の世界からは遠ざかって行く。とくに「不治の病」に「魔法の注射」はない。

だが、このヘブンズへの注射は別だった。

糖尿病治療、いや医学の歴史に刻まれるべき記念すべき一九二二年。しかし何百年前の話ではない。わずか九〇年前のことだ（注1）。

ただ、問題なのは、この時インスリンが魔法たりえたのは、インスリンの分泌機能が枯渇している1型糖尿病の患者さんに限られることだ。この場合、患者は打たなければ死んでしまう。

しかし現在日本で九五〇万人とも言われている糖尿病患者は、いわゆる生活習慣病のタイプ、2型糖尿病だ。インスリンの分泌機能は、末期でなければ残存している。したがって、薬やインスリンの量を病態によって使い分けることが必要であり、この処方は医者の経験と技量に大きく因（よ）っている。にもかかわらず「魔法」のような劇的な改善をみこめない。

●糖尿病専門医と、がん専門医の共通点

たとえば心筋梗塞の患者に、緊急の心臓カテーテル治療を施（ほどこ）したり、吐血の患者を緊急内視鏡で治療したら、死の淵（ふち）から蘇（よみがえ）らせることができる。だからこれは、ちょっとセミ魔法チックだ。

いや、そういう侵襲的治療でなくても、感染症治療（たとえば肺炎の治療）なども、そうだろう。

だが糖尿病は「よくなりましたので、まずは今日で治療は一段落です。お大事に」とはならない。「治療の終了」がなく、ずっと外来に来なければならない。内服もずっと続けている方がほとんどだろう。「魔法」とはほど遠い世界なのだ。

思えば、医療否定本に叩かれる「抗がん剤治療」と「生活習慣病治療」は、どちらも目に見えて患者がぐんぐん元気になるわけではないので「劇的な喜び」がない。それどころか「意味がない」と叩かれてしまうわけである。

近藤誠氏は、がん治療のみならず、生活習慣病の代表とも言える糖尿病の治療にも否定

的だ。

もっとも近藤氏も、「血糖が高いほうがいい」とは書いていない。毎年約三五〇〇人が視覚障害になり、毎年一万人以上が糖尿病性腎不全で人工透析になる「こわい」病気と著書にも書いてある（『医者に殺されない47の心得』39〜40Ｐ）。

それでも近藤氏は、がん治療と同様、糖尿病も「医者が介入すると逆効果」という考えだ。

「血糖降下薬は、合併症の予防や延命には何の効果もない」（同41Ｐ）

「薬やインスリン注射で血糖を厳格にコントロールして、延命につながったというデータは皆無」（同45Ｐ）

多くの読者は「ええっ、そうなの？」と驚くであろう。

この近藤氏の文章は正しいのかどうか、この章では、みなさんと一緒に、近藤氏が根拠にしている統計を見てみよう。

ただし、途中、部分的にかなり専門的な内容が含まれるので、途中で読むのが苦痛になるかもしれない。その場合は、まとめ的内容とも言える99ページ以降を先に読んでいただき、改めてゆっくり本文を読んでいただければいいと思う。

●糖尿病治療が叩かれやすい理由

さて、具体的な統計の話に入る前に、書いておきたいことがある。

それは、一般の医師や、医療否定論でない方にも、糖尿病治療は意外と多くの誤解を受けているということだ。糖尿病治療に批判的な文章は、他にも多く見かけるのである。

たとえば『絶対に、医者に殺されない47の心得』（講談社、二〇一三年）の中で、神戸大学医学部教授の岩田健太郎氏は、糖尿病薬として「DPP4阻害薬」という新薬がよく出されている現状について、

「日本の医者は、すぐに新薬に飛びつく悪い癖があります」（同書82P）

「これだけ糖尿病患者さんが増えているのに、その治療法について医者がこんなに不勉強というのは、一体どうしたことでしょうか」（同83P）

と書いておられる。

くわしくは後で述べるが、これは、まったくの誤解である。

また、ベストセラー『炭水化物が人類を滅ぼす』（夏井睦著、光文社新書、二〇一三年）には「糖尿病専門医は、糖尿病で飯を食っているので、（「飯の種」を放棄するバカはいないから）糖尿病が治ってしまう糖質制限食を認めない」という意味のことが書かれてい

る。

近藤誠氏の本ほどではなくても、日本中の多くの方々が、これを読んで「そうなのか！」と思ったりしているかと思うと、やりきれない気持ちである。

岩田氏も、夏井氏も、ベテランの医者であり、医療否定派ではない。なのに、なぜこんなトンデモない思い込みをするのだろう。ある意味、近藤氏の文章を読むよりも悲しい。医療否定ブームに、手を携（たずさ）えて対抗していたと思い込んでいただけに、なおさらだ。

この誤解に対して、こう書いておこう。

①糖尿病患者の数はとても多い。糖尿病専門医は、なんとか糖尿病患者を減らしたいと思っている。もっとゆっくり一人一人を診察したい。患者さんが食事療法で改善して、外来に通わなくてよくなるのであれば、それはわれわれ専門医にとっても理想的である。

②われわれ糖尿病専門医も、できるだけ薬は出したくない。われわれが悩み、考えているのは、食事を頑張っても糖尿病が改善しない人、食事をどうしても頑張れない人たちの薬をどう処方するかだ。

③食事だけで改善するタイプの軽症の糖尿病でも、一時的に薬物やインスリンの治療を必要とする時がある。われわれの役目は、それを見逃さず、適切な治療をすることだ。

「薬を出したくない？　じゃあ、なぜ患者がこんなに薬をいっぱい飲んでいるんだ？」については、この後、説明するので、お待ちいただきたい。

糖尿病治療が叩かれやすい（叩きやすい）理由は、中には血糖を下げることだけを考えて薬をどんどん処方している不勉強な医者がいたとしても、いろいろ悩み、考えて薬を処方している医者と、区別がつかないことだ。岩田健太郎氏のような医療関係者でさえ、傍から見ていると「何も考えていない」「やっていることはみな同じ」に見えるのである。

いや、冗談ではない。事実わたしは、

「糖尿病外来なんて、血糖の数字見て薬出してるわけじゃないか。小学生でもできるわ」

という一般の方の投書を、二件読んだ記憶がある。

一般の方から見れば「誰でもできる」ように見えるのであろう。

だから「糖尿病患者を飯の種にしてる」などという文章を目にしても、読者は不審に思わないのだ。その証拠に心臓手術の名外科医に「心臓病患者を飯の種にしている」なんて誰も言わない。

もちろん糖尿病の内服加療は「数字見て薬出すだけ」などという単純なものではない。専門医の「飯の種」でもない。この章を最後まで読んでいただければ、その意味がおわかりになると思う。

●同じ統計から二つの真逆の結論が出てくる不思議

さて、近藤誠氏の「血糖降下剤は（血糖は下げるが）合併症の予防や延命には何の意味もない」という文章について「そんなことはないですよ！」と書き始めようとして、はたと手が止まってしまった。

反論も何も、それってわたしがどうこう書くまでもなく、糖尿病学会の「糖尿病診療ガイドライン」そのものが回答になっているからだ。

『科学的根拠に基づく糖尿病診療ガイドライン』（南江堂、二〇一三年）は、書店でもネットでも購入できる。この場合のガイドラインとは、統計論文などの科学的根拠から、治療や目標を「科学的根拠があり、強く勧める」から「科学的根拠がなく、行わないよう勧める」まで4段階（グレードA〜D）に分けたものである。その第5章『血糖降下薬による治療』がそのまま近藤氏に対する回答である。参考文献として八六本の文献のタイトルが書かれている。

もちろんわれわれ臨床医は、ガイドラインを盲信しているわけではない。根拠となるのは現時点ではどうしても外国の論文、統計が多い。しかし、今、日本でも多くの糖尿病治療についての大規模試験が行なわれている。そのうちの一つ、JDCP（Japan Diabetes Complication and its Prevention）研究は、日本の病院に通院中の糖尿病患者六九三八人を長期間追跡、糖尿病治療の合併症への効果を判定し、このガイドラインへの提言を作成する目的で行なわれている。

したがって今後もガイドラインのグレード分類は改訂されていくだろう。とくに血糖降下の目標値などは変化していくだろう。しかしどう改訂されても「血糖降下剤で血糖を下げることに意味がない」という結論が導かれることは考えられない。

そもそもガイドライン作成で大きく参考となった外国の統計は、イギリスのUKPDS（United Kingdom Prospective Diabetes Study）という、血糖値と糖尿病に起因する合併症との因果関係に関する有名な大規模試験だ。イギリスや西欧諸国の医学界が、この統計の後「内服薬は意味がない」などという方針を打ち出したなどと聞いたことがない。

ＵＫＰＤＳの統計を解析した論文のメインとなるものは、次の二つである。

ＴＨＥ　ＬＡＮＣＥＴ・Ｖｏｌ．３５２・８３７～８５３・１９９８（ＵＫＰＤＳ33）

ＴＨＥ　ＬＡＮＣＥＴ・Ｖｏｌ．３５２・８５４～８６５・１９９８（ＵＫＰＤＳ34）

日本でも、このＵＫＰＤＳの統計の解釈は医者の間で多くの点が討論され、われわれ糖尿病専門医もすべて鵜呑みにしているわけではなく、不満もあるが、少なくとも「血糖降下剤による適切な治療は糖尿病合併症を減らす」というのが、ＵＫＰＤＳから導かれる専門医の間のコンセンサス（統一した意見）であろう。

ところが、近藤氏は、本の中でちゃんとこのＵＫＰＤＳを「イギリスの大々的な試験」として紹介しているのだ。さすがにがんもどき理論とは異なり「放置がいい」とは考えていないようで、食事療法や運動療法の効用は認めているようだが、薬物治療は「無意味」とまで書く。

つまり同じＵＫＰＤＳという統計を見ているのに、糖尿病学会と近藤氏は、まったく逆の結論を導き出したことになる。なぜ、こんな不思議なことが起こるのであろう？

●UKPDS試験の概要と結果の要約

ＵＫＰＤＳという試験の概要を簡単にまとめてみよう。

一九七七年から九七年の間に、英国の二三施設で四二〇九人の2型糖尿病患者を、内服やインスリンを使って厳格に血糖コントロール（空腹時血糖一〇八ｍｇ／ｄｌを目標）する強化群と、食事療法でコントロールし、空腹時血糖二七〇ｍｇ／ｄｌを超える時のみ内服を追加する従来群の二群に分け、経過を追跡した大規模試験である。追跡期間の平均は一〇年。

統計のデザインの欠点として、目標値にまで血糖値が下がらない時に増やす内服の量が主治医の裁量にまかせられているため、内服の種類によって効果に差があるかの比較検討が難しいことが挙げられている。

また、詳細は省くが、四〇年前から二〇年前にかけての試験なので、内服の処方が「旧時代的」であり、現在ではほとんど第一選択では使われることのない薬が多い（たとえば、クロルプロパミドもしくはグリベンクラミド）。

一九七七年開始の試験であるから、ＳＵ剤かビグアナイドしかなかった当時としては、やむをえない。したがって、現在の糖尿病治療に使われている内服薬（α—ＧＩ薬、インスリン抵抗性改善薬、ＤＰＰ４阻害剤、グリニド薬）による合併症予防効果は、この試験からは得られないわけだ。

だからＵＫＰＤＳを解析、解説する場合は、内服薬の種類の優劣よりも「厳格な血糖コントロールは効果があるかどうか」にしぼって議論が行なわれている。

さて、そうしたことをふまえたうえで、ＵＫＰＤＳの統計の結果を見てみよう。

図１（65ページ）を見ていただきたい。「従来群と強化群の相対リスク」の図である――などと言うと難しく聞こえるが、簡単に言えば、中心に点を持つ直線が、左寄りなほど「強化群が（予防効果に）すぐれる」「右寄りなほど、従来群がすぐれる」という意味と考えていただければよい。

だいたいにおいてほとんど左寄りであることがわかるだろう。統計的に解析した結論を要約すれば、こうなっている。

「従来群のＨｂＡ１ｃ７・９％に対し、強化群は７・０％である。この１％の低下により、種々の合併症のリスクが軽減された」（ＨｂＡ１ｃとは、「ヘモグロビン・エイワンシー」と読み、一〜二カ月の血糖の平均値を反映する。正常値は４・７〜６・２％である）

「従来群と強化群とで、統計的に有意差が見られたものは、細小血管合併症である」

「大血管合併症（心筋梗塞、脳卒中）、総死亡については、両者の間に有意差は見られない」

●糖尿病専門医は、この結果をどう解釈するか？

さて、みなさんはこの結果を見てどう思われただろう？

「心筋梗塞、脳梗塞が有意に減らない？　死亡数が変わらない？　じゃあ薬は意味ないじゃないか！」

と思うだろうか。

待ってほしい。UKPDSはあくまで「二つの治療群」の比較試験である。前提として従来群も62％が薬物治療を割り付け処方されている。つまり「薬を使わない放置群」と「薬物治療群」の比較ではないのだ。

薬物治療にて、従来群、強化群ともに種々の合併症が減ってはいるが、大血管合併症に関しては統計的に有意差が出なかった、という結果なのだ。

つまり薬物に効果がなかったのではなく、効果はあったが、より強い効果を目指したほうが、期待ほどではなかったのだ。

UKPDSの解析結果(1)

[図1] 強化療法群と従来治療群での相対リスク

	1000人・年あたりの絶対リスク 強化療法群	1000人・年あたりの絶対リスク 従来治療群	強化療法群の相対リスク(信頼区間)
複合エンドポイント			
糖尿病関連エンドポイント	40.9	46.0	0.88(0.79〜0.99)
糖尿病関連死	10.4	11.5	0.90(0.73〜1.11)
総死亡	17.9	18.9	0.94(0.80〜1.10)
心筋梗塞	14.7	17.4	0.84(0.71〜1.00)
脳卒中	5.6	5.0	1.11(0.81〜1.51)
末梢血管疾患による足切断または死亡	1.1	1.6	0.65(0.36〜1.18)
細小血管合併症	8.6	11.4	0.75(0.60〜0.93)
単独エンドポイント			
致死的心筋梗塞	7.6	8.0	0.94(0.68〜1.30)
非致死的心筋梗塞	7.5	9.5	0.79(0.58〜1.09)
突然死	0.9	1.6	0.54(0.24〜1.21)
心不全	3.0	3.3	0.91(0.54〜1.52)
狭心症	6.8	6.7	1.02(0.71〜1.46)
致死的脳卒中	1.6	1.3	1.17(0.54〜2.54)
非致死的脳卒中	4.3	4.0	1.07(0.68〜1.69)
末梢血管疾患による死亡	0.1	0.3	0.26(0.03〜2.77)
足切断	1.0	1.6	0.61(0.28〜1.33)
腎疾患による死亡	0.3	0.2	1.63(0.21〜12.49)
腎不全	0.6	0.8	0.73(0.25〜2.14)
網膜光凝固術	7.9	11.0	0.71(0.53〜0.96)
硝子体出血	0.7	0.9	0.77(0.28〜2.11)
片眼の失明	2.9	3.5	0.84(0.51〜1.40)
白内障手術	5.6	7.4	0.76(0.53〜1.08)
高血糖による死亡	0	0.1	
低血糖による死亡	0	0	
致死的事故	0.2	0.2	1.01(0.12〜8.70)
癌による死亡	4.4	4.4	0.98(0.64〜1.52)
その他の原因による死亡	2.4	2.7	0.88(0.50〜1.56)
原因不明の死亡	0.5	0.2	2.88(0.41〜20.19)

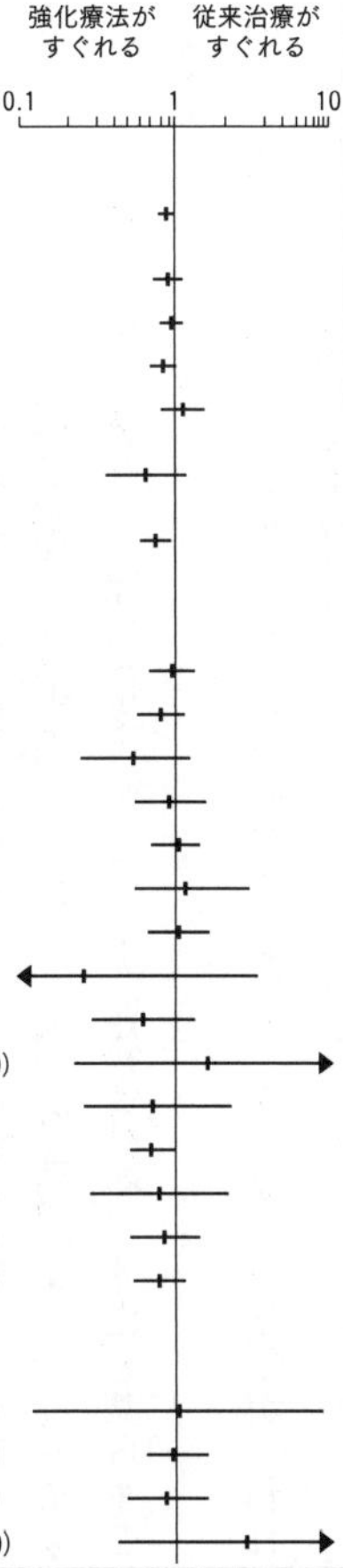

(THE LANCET・Vol 352・September 12, 1998 843pより)

そこで、われわれ医者は、次に「なぜそういう結果が出たか？」と考える。

「血糖、ＨｂＡ１ｃが高いと、心筋梗塞、脳梗塞のリスクは、どの国でも最低二倍以上と言われている。にもかかわらずＨｂＡ１ｃを下げても、なぜ強化群で減らなかったのか？」

「では、大血管合併症を減らすには、治療に何が足りないのか？」

ＵＫＰＤＳの結果を臨床に生かすにはどうすればいいか？

「血糖降下剤の選択、量の調節はわれわれの悩みの種だ。ＵＫＰＤＳの決めた処方デザインに問題点はないか？　ＵＫＰＤＳの統計はあくまで当時のＳＵ剤主体の治療法の効果である。今日では多くの種類の薬があり、ＳＵ剤はあまり使わないし、使うとしてもＵＫＰＤＳで使った旧世代ＳＵ剤ではなく、量も多くない」

「ということは、患者の病態（肥満・非肥満、合併症の有無、既往歴、インスリン分泌能）などにより、適切な内服を選び、適切な量を使って、大血管合併症、死亡を減らすことができるはずだ」

「そういう治療ガイドラインを絶対見つけられるはずだし、また見つけるのが、われわれの今後の課題であり、使命であろう」

このように考える。

おそらく、医療の歴史とはこういう考え方で進歩してきたのではないかと思う。効果が有意に見られない時、「だから、意味ない。撤退！」ではなく、考え、改良し、効果が見られる方法を探してきたのだ。

わたしと同世代の糖尿病専門医は、ＵＫＰＤＳの結果を見て、みなそう思うのではないかと思う。とりわけＳＵ剤に対して、忸怩たる思いを持っている世代だからだ。

そして、この考え方が方向性としておそらく正しいであろうという希望的な数字を、ＵＫＰＤＳのサブ解析の中に見ることができる。

それは、ＵＫＰＤＳを肥満群と非肥満群に分けた解析である。

●肥満群には効果あり？

たしかに総統計では、種々の合併症のリスクを減らすものの、細小血管合併症以外に二つの治療群に有意差が出なかった。

しかし図2を見ていただきたい。

驚くほど死亡、心筋梗塞が抑制されているのがわかるだろう。

これは肥満群でのメトホルミン使用である。肥満群の強化療法は、2種類のSU剤、インスリン、メトホルミンに無作為に割り付けされていた。UKPDSでも、条件を絞れば「薬は無意味」どころか正反対のはっきりした効果が出るのである。

一方、非肥満群はどうであろうか。

非肥満群の強化療法は、SU剤、インスリンであり、メトホルミンは使われていない。図3がその結果だ。残念ながら非肥満群では総統計と同じく、有意に減らせたのは細小血管合併症のみだ。

しかも有意差はないとはいえ、逆に脳卒中は増えている。これは見逃せない。これについては、こう考えられている、脳卒中の危険因子でもっとも強い因子はやはり血圧なのだ。その証拠が存在する。実はUKPDSの中で、血圧を厳格にコントロールした群の統計があるのである。

図4がそれだ。驚くほど脳卒中、細小血管合併症が減らせている。

以上のことはすべて前項に書いた考えを支持する。整理してみよう。

「患者の病態（肥満・非肥満、合併症の有無、既往歴、インスリン分泌能）などにより、適

UKPDSの解析結果(2)

[図2] 肥満患者での血糖コントロール強化療法による合併症抑制

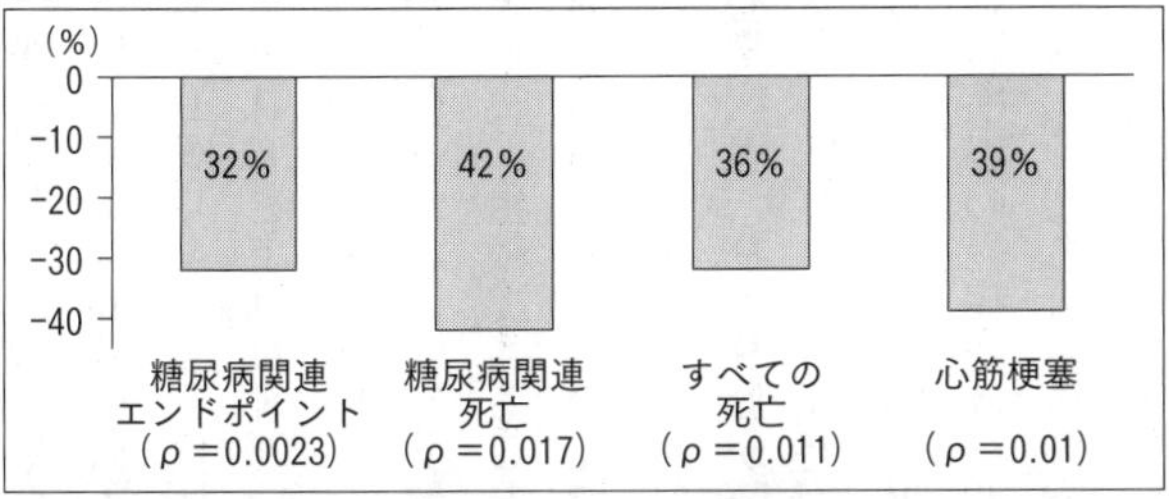

[図3] 非肥満患者での血糖コントロール強化療法による合併症抑制

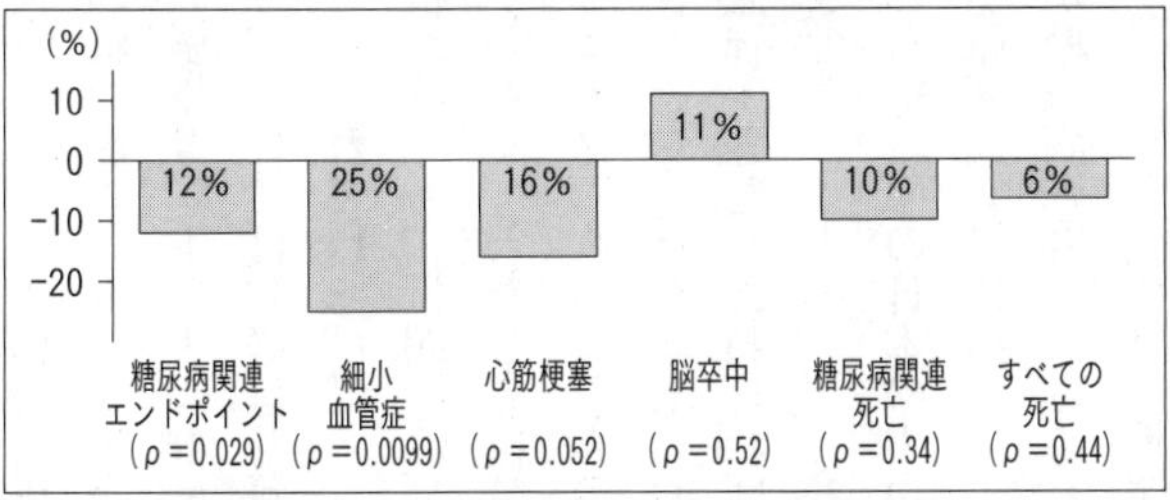

[図4] 血圧コントロール強化療法による合併症抑制

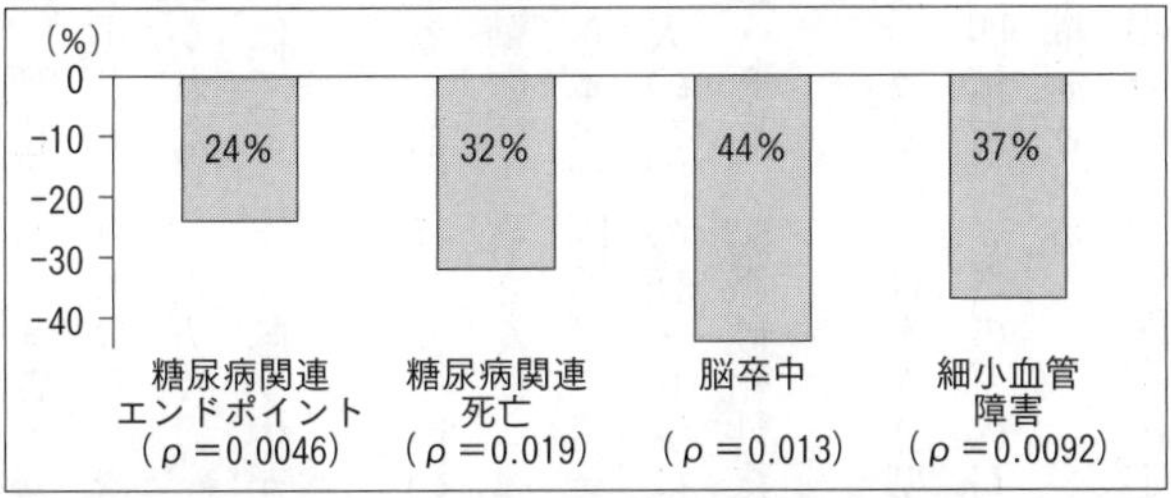

[図2] UKPDS Group. Lancet Vol.352(1998):854-865pをもとに作成
[図3] UKPDS Group. Lancet Vol.352(1998):837-853pをもとに作成
[図4] UKPDS Group. BMJ Vol.317(1998):703-713pをもとに作成
※ρ値=2群の間に差が偶然に生じる可能性(%)を示す統計用語
出典:『糖尿病予防と治療のエビデンス』(中山書店)257pより
(図版作成:佐倉宏氏)

切な内服を選び、適切な量を使うことで、大血管合併症、死亡を減らすことができる。また、特に脳卒中は同時に血圧の厳格なコントロールを必須としなければならない」

UKPDSにおいて、血圧の厳格コントロール群におかれなかった方々は、一八○／一○五mmHgまではOKという、現在では到底信じ難い値であった。脳卒中が逆に増加したのはこのせいではないかと考えられている。


話がそれるが、このサブ解析だけでも、世間にはびこる「血圧は高くていい」という医療否定が実に危険であることがわかる。わたしも自分の糖尿病患者さんに「本で読んだけど、血圧は高くてもいいんですよね?」なんて言われたら本当に困る。

「がんで三人に一人が死ぬ時代」と言うけれども、日本人の死因の15・6%は心筋梗塞などの心臓疾患、9・9%が脳血管疾患だ。あわせれば25・5%。動脈硬化性疾患による死亡だって「四人に一人以上」なのだ。


さらに、JDCSという現在も継続中の日本の大規模検査では、日本人2型糖尿病患者の冠動脈疾患の発症率は、非糖尿病患者に比べて二・五四倍だ。さきほどの日本人の「四人に一人」のうち大多数の方が糖尿病患者であることが推測される。

ぜひ、「血圧は高くてもいい」という記述は、糖尿病患者のために医療否定本から撤回してほしい。もちろん糖尿病でなくたって血圧が高くていいはずはないが、その証明は高血圧学会にゆずろう。

●一〇年後の追跡調査で、新たにわかったこと

もう一つの別の考え方がある。

「動脈硬化は多くの危険因子で、一〇年から二〇年かけて進行してゆく。ＵＫＰＤＳでも、大血管合併症にも予防効果はあったのだが、平均一〇年と短期間の追跡なので、予防効果が表われてこないのであろう」

たしかに、わたし自身の経験から言っても、血糖コントロールの悪い方が次々と、心筋梗塞、脳梗塞でバタバタ倒れてゆくわけではない。

わたしはある病院で約五〇〇〇人の糖尿病患者さんを、一五年ほど外来でフォローした。糖尿病専門外来なのでどうしても他の外来に比べて血糖コントロール不良の方が集まってきてしまうのだが、それでも心筋梗塞、脳梗塞になった方は一五年で七、八人程度ではなかったかと思う。一〇年ではたしかに数が減りはしても、統計的に有意差は出ないかもしれない。

ＵＫＰＤＳ80という統計で、この考えの正当性が統計的数字として強く示された。ＵＫＰＤＳ80とは、ＵＫＰＤＳに参加した患者を試験終了後一〇年後に追跡再調査したものである。

もちろんそれを鵜呑みにするほどわれわれも単純ではないが、それを紹介しよう。

その結果はこうだ。

①本試験終了後一年目の時点から、強化療法群と、従来療法群のＨｂＡ1ｃの有意差は消失した。

②にもかかわらず、ＳＵ剤、インスリン群の細小血管合併症の抑制効果は一〇年後も持続していた。

③のみならず全死亡、心筋梗塞が有意に抑制されていた。

統計を解析した論文の著者らは、この本試験で見られた効果の持続および本試験で見られなかった効果を「レガシー効果」と呼んでいる。レガシーとは車の名前ではなく、「遺産」という意味である。一〇年間血糖をきびしくコントロールした効果が、すぐには表われないが、その後の一〇年間に遺産のように引き継がれるという意味だ。

心筋梗塞が有意に減ったのは喜ばしいが、わたしなど天の邪鬼なので、最初この報告を聞いた時、

「でも、最初の一〇年で心筋梗塞が抑制されたわけではなく、実際に起きてるわけでしょ？　その人たちにしてみれば、今は差がないけど一〇年後に差が出ますと言われてもなあ……。うれしくないんじゃないの？」

などと考えてしまったものであった。

１００％レガシー効果という考えに賛成しているわけではないが、わたしはわたしなりにこう考えている。

ＵＫＰＤＳに参加した患者の平均年齢は約五三歳。本試験の追跡一〇年のうちに心筋梗塞、脳梗塞が起きた人々は、「あと五、六年で（心臓、または脳の）血管が詰まる」状態だったわけだ。

つまり治療開始時にすでにかなりの動脈硬化があると考えられる。それまでの生活習慣、食生活の影響が大きいであろう。とくに肥満の方は、その体重を維持するカロリーを長年摂取してきていたわけで、その傾向は強いであろう。

このいわばＵＫＰＤＳ開始前の動脈硬化＝「負の遺産」とでも言うべきものを、五、六年の血糖コントロールでなくすのは無理ということなのだ。

両群ともに試験終了時点での血糖コントロールには差がない。したがって同じように心筋梗塞、死亡数が増えていくかと思いきや、強化群のほうは、試験終了後は増えなかったわけだ。では二群の差は何か。本試験の期間の一〇年間の療法である。

ということは、もしＵＫＰＤＳ試験が終了せずにその後も継続していれば、劇的に心筋梗塞、死亡数が減っていたかもしれない。

●ＳＵ剤の強い血糖降下作用は「諸刃(もろは)の剣」

さきほど、わたしと同世代の糖尿病専門医は、ＳＵ剤に対して忸怩たる思いを抱いているので、ＵＫＰＤＳの結果を見れば同じ考え方に傾くと書いた。つまり「薬の使い分けこそがＵＫＰＤＳの結果を生かすカギだ！」と思うわけだ。

それについて説明しておこう。

今日では、血糖降下剤は、ＵＫＰＤＳにて使われたＳＵ剤、ビグアナイドの他に、α―ＧＩ薬、インスリン抵抗性改善薬、ＤＰＰ４阻害剤、グリニド薬などがあり、ＳＧＬＴ２

阻害剤という新薬も二〇一四年四月に承認された。

だが、ＳＵ剤（とα―ＧＩ剤）しかない時代が本当に長かったのだ。たった一五年前、われわれ糖尿病専門医を悩ませていたのは「ＳＵ剤の二次無効」であった。

ＳＵ剤はたしかに血糖がよく下がる。しかし続けて内服しているうちにだんだん効かなくなってくる。ＳＵ剤の量がだんだん増えてゆく。最後にはＳＵ剤が極量（医薬品の最大限の用量）になっても血糖が下がらなくなり、インスリン注射しかなくなってしまう。これを「ＳＵ剤の二次無効」と言う。

ＳＵ剤が極量入った状態で、患者が紹介されてくる。だが、当時われわれ専門医もどうしようもなかった。いや、紹介患者だけではない。自分が初期から診ている患者さんでも、長い年月診ていると、だんだんコントロール不良になってゆくので困っていた。

ＳＵ剤は、当初のうちは血糖を下げる力が実に強い。ＳＵ剤が登場した時、医者にも患者にも「魔法の薬」に思えたに違いない。だが、この力の強さこそが「諸刃の剣」だったのだ。

膵臓（すいぞう）のβ細胞は、血液中のブドウ糖の濃度に応じて、適切な量のインスリンを分泌し、血糖を低下させる。一方、ＳＵ剤はβ細胞のＳＵ受容体に結合し、細胞内にシグナルを伝達し、インスリンを分泌させる。

ここが問題だ。生体としては血糖が高い時にインスリンを多く分泌させ、低い時にはさせない薬ならよかったのだが、SU剤は血糖の高低に関係なく、ひたすらβ細胞を刺激しつづけるわけだ。

本来人間の身体では、インスリンは二四時間ゆっくり分泌される基礎分泌と、食事のたびに三〇分ほどですぐに分泌する追加分泌があり、常に血糖を正常範囲内に保っている。SU剤で、この正常なインスリン分泌を再現するのは無理なのだ。たとえばあるSU剤は、八時間近くSU受容体に結合し、だらだらとインスリンを出させるわけだ。だから、SU剤では食後の高血糖が改善しにくい。一方食前の血糖はよく下がるので、空腹時低血糖が起こりやすい。

しかもインスリン分泌の観点から考えれば「食事療法を頑張れない方が、SU剤を飲んで血糖を下げる」のは、全然喜べないことがわかるだろう。

わたしは、その理由を患者さんには簡単に、次のように説明している。

多くの場合、2型糖尿病患者が理想体重を保っていることはとても少ない。みな肥満傾向であり、肥満でなくてもやや増加傾向だ。理想体重はけっこうきびしいのだ。たとえばわたしは一七三センチ、七〇キログラムであり、メタボ体型の多い同級生の中では「やせているほう」と言われるが、それでも理想体重を計算すると六六キロになり、まだ四キロオーバーだ。

肥満傾向の患者さんが今の体重を横ばいで維持しているとすれば、毎日理想のカロリーよりは多く食べているわけだ。これで空腹時血糖一五〇mg／dlの方が、SU剤を飲んで一一〇mg／dlになったとしよう。

これ、全然喜べないではないか。

毎日多く食べている血糖上昇分だけ、SU剤で膵臓が血糖を下げるために頑張ってインスリンを余分に出しているということである。これは二つの理由で身体によくない。

①毎日膵臓が薬でインスリンを分泌させられているわけで、長い目で見ると、膵臓が疲弊してしまう。これはSU剤がだんだん効かなくなる二次無効の原因の一つと考えられている。

②高インスリン血症は、肥満、動脈硬化の原因となる。これではまるでメタボを人工的に作っているようなものではないか。

「血糖を下げる」のが目標ではない。血糖を下げて、合併症や動脈硬化を減らすのが目的なのだ。つまり「食事で血糖値を下げることなしに、SU剤による治療など、(長い目で見れば)何の意味もない!」のである。

これは糖尿病治療を行なう医者の、共通する思いであろう。

SU剤以外に選択肢の増えた今日ではそういうことはないと思うが、二〇年前、仰天する患者さんに出会ったことがある。

その患者さんは、わたしの勤務していた病院の外科に、手術のために他院から紹介され、入院して来られた。糖尿病は他院で治療されていた。

「糖尿病はいいコントロール」と聞いていたのだが、術前の内科往診に行ってびっくり。たしかに血糖、HbA1cは正常なのだが、強力なSU剤が極量入っており、しかも本人は超肥満体。いくら説明しても、

「いえ、〝糖尿病は薬で消えているから、好きに食べていい〟と主治医に言われてますから」

と、病院食に加えて持ち込みの大量の弁当を(一日三〇〇〇キロカロリーは優に超えて

いた）を食べていたのだ。いくらなんでもそんなことを主治医が言うはずはなく、本人の勘違いだとは思うのだが……。

●「SU剤――出しても出さなくてもヤブ医者」

とはいえ、いろいろ考えて処方しても、われわれ専門医も自分の患者をさきほどの肥満患者、つまり血糖はいい値だが、SU剤が極量入っている患者と同じ状態にしてしまうことは、かつてよくあった。

それは「いくら食事指導しても、どうしても食事を頑張れない患者」の場合だ。本人の食欲の問題のみならず、接待や宴会などの仕事上のつきあいや、仕事の関係で決められた時間に食べられないなどの例もふくまれる。

何度も言うが、われわれだって薬はできるだけ出したくない。

だが「まずは食事頑張るように！　体重減少を！」といくら言っても、患者が毎回、

「いや〜、今月も食べ過ぎました」

「今月は送別会シーズンで……」

「今月は旅行したんで……」

これに対して、医者が毎回毎回ひたすら、

「だめです！　血糖は高いけど薬は出しませんよ！　食事頑張ってください！」

と言い続けたら、どうなるだろう。あっという間に一年たつだろう。そして一年の間、コントロール不良の血糖のために、いろいろな合併症が進んでいるだろう。

これでは結果を伴わない、単なる「説教外来」だ、こんな糖尿病専門外来では、何の意味もない。

また、こんな例も経験する。食事療法を頑張れない患者さんが血糖コントロール不良でも、ＳＵ剤をできるだけ増やしたくない。だが、そうしているうちに患者さんが脳梗塞で倒れてしまい、患者も家族も、こう不満を述べる。

「そうとわかっていれば、薬の量を増やしてでも、もう少し血糖を下げておいてほしかった……」

われわれはそう聞いて当惑するしかない。数年後に動脈硬化が増えるのも嫌だが、血糖が高いことにより、今この時に動脈硬化が進むのも困る。

長い目で見て薬を慎重投与するか、目先の効用を考えて大量投与するかという選択だ。

そして、たしかにＳＵ剤は処方すれば、しばらくはよく血糖が下がる。ＨｂＡ１ｃが８

%以上の方なら、逆に薬を出さないほう（増やさないほう）がよくないかもしれない。

かくしていつまでも血糖値が悪いと、

「これで今だけ血糖下がっても、長い目で見るとよくないんだがなあ……」

と思いつつも、しぶしぶSU剤を処方、もしくは増量してしまう。SU剤しかなかった頃は、まさしく、

「食事頑張れていない肥満患者に、（いっぱい）SU剤を処方してるじゃないか！」

という、傍(はた)から見れば結局「何も考えていない医者と同じ処方」になってしまうのだった。

われわれが「うれし憎しのSU剤」「肥満患者のSU剤、出しても出さなくてもヤブ医者になり」と、呼ぶゆえんだ。

今ではこういうことはない。非SU剤である内服薬は数多くあるし、SU剤も、膵外作用(すいがい)（インスリン分泌促進以外の作用）をあわせもつ新世代SU剤がメインとなっている。新世代SU剤は、二次無効が起きにくいと考えられている。

われわれ中高年世代の糖尿病専門医の、旧世代SU剤に対する複雑な思いをわかっていただけただろうか。

ただし、「ＳＵ剤の二次無効は、ＳＵ剤のせいではない」とＳＵ剤を擁護している専門医もおられることを補足しておこう。ＳＵ剤を飲んでいようがいまいが、２型糖尿病の膵臓（すいぞう）は徐々にインスリン分泌能が減少してゆくという考え方だ。これを喰い止めるには血糖をいい値に保つことこそが大事であり、ＳＵ剤を飲んででも血糖を下げれば、ずっと糖尿病を悪化させずにすむという考えだ。

つまり「ＳＵ剤の二次無効」はＳＵ剤のせいではなく、「ＳＵ剤を飲んでも血糖が下がっていない中途半端な状態がよくないのであり、ＳＵ剤を増やしてでも血糖を下げたほうがいい」というのである。

たしかに、ＳＵ剤そのものに罪はないかもしれない。薬物療法と同時に食事療法を頑張れないことこそが問題なのだ。その証拠に、少量のＳＵ剤で、長年ずっといい血糖コントロールを維持し、内服の増量もなく、合併症も進まず経過している方だって少なくないのだ。

おそらくそういう方々は、糖尿病専門外来に紹介されず、一般の内科や他科で診（み）られていることが多いであろうから、実際にはわたしの思っている以上に多いのであろう。

そういう方々や主治医にとっては「ＳＵ剤に感謝！」であろう。

しかしその一方で、食事も生活も頑張っているのに、徐々にコントロール不良になり、SU剤がだんだん増えていく方もたしかにいるのである。2型糖尿病はまったく一元的でない。膵臓の疲弊のスピードは、患者によって全然違う。

だからやはり、SU剤の強力なインスリン分泌促進作用が「諸刃の剣」であることは否定できない。膵臓がだんだん弱ってインスリンを出せなくなってゆく患者に強力なSU剤を投与するのは、心不全の患者にひたすら強心剤を与えているようにも思えてしまう。

仮に二次無効がSU剤のせいでないとしても、今日のように新世代のSU剤があり、多くの種類の非SU剤が開発され、SU剤と非SU剤のいろいろな組み合わせもできる現状では、旧世代のSU剤を単独で投与、もしくは増量する医者はいないであろう。

●この一〇年間、日本の専門医はどう考えてきたか

さて、われわれ糖尿病専門医がUKPDSを最初どうとらえ、その後どう考えてきたか、具体的に紹介しよう。ずいぶん遠回りをしてしまったが、すべてこの項のためである。ここまで読んでいただいたみなさんなら、もう大丈夫だ。

話は一五、六年前にさかのぼる。

ＵＫＰＤＳの統計を解析した初期の論文は、一九九八年頃から二〇〇〇年頃まで次々と発表された。

この時期は、ちょうどわれわれ糖尿病専門医が、ＳＵ剤の二次無効に悩まされ、無力感にさいなまれると同時に、新世代のＳＵ剤やインスリン抵抗性改善薬などの新しい非ＳＵ剤が次々と発売になり、期待も膨らんでいた時でもあった。

この無力感と期待は、そのままわれわれのＵＫＰＤＳへの感想に反映した。

最初「イギリスの大規模試験で、内服やインスリンでの強化療法で、糖尿病合併症を減らせるという結果が出たらしいよ」という話が伝わってきた時、

「ええっ？　じゃあＳＵ剤を増やしてでももっと血糖を下げたほうがいいというのか？　冗談だろう？　よく論文を読んでみないとわからないな」

というのが、ＳＵ剤を増やしたくなくて、日々もがいているわれわれの感想だった。

実際ＵＫＰＤＳの処方デザインを見てみると、肥満群に使用されたのはＳＵ剤、メトホルミン、インスリン、非肥満群はＳＵ剤、インスリン。

肥満群にもＳＵ剤が入っているし、標準体重プラス20％までは非肥満群というゆるい基準で、かなりの数の人間が「ＳＵ剤入れて大丈夫か？」という感じだ。

しかも血糖が目標値に達しない時に、ＳＵ剤は極量（！）まで増量可能、そのあとメトホルミンを追加してもいいという（今から考えれば）驚愕（きょうがく）のデザイン（処方計画）である。現在では最初にＳＵ剤が入っていても、ＳＵ剤の追加を最小限にして、非ＳＵ剤を加えていくであろう。

ただ、ＳＵ剤と非ＳＵ剤（この場合はメトホルミン）の組み合わせを主治医の自由に任せてしまうと、何の効果を見ているかわからなくなるので、統一大規模試験としてはやむをえなかったのであろう。

とはいえ、ＵＫＰＤＳが肥満群にメトホルミンを採用したのは大成功であった。この結果でメトホルミンのみならず非ＳＵ剤が高く評価されるようになったからだ。

わたしは「ＳＵ剤（とα—ＧＩ剤）しかない時期が長かった」と書いたが、実はメトホルミンが属するビグアナイドという種類の薬は、昔から存在していた。ただその中の一つ、フェンホルミンという薬で欧米人が大量に乳酸アシドーシスという副作用で死亡し、市場から消えていたのだ。若い医者は信じられないだろうが、わたしは医学生の頃「ビグアナイドは処方禁忌」と習った世代である。

しかしその後、メトホルミンという副作用のほとんどない薬が開発され、一九九五年頃からその効果は見直され、日本での処方は徐々に増えつつも、まだまだ少なかった。このUKPDSの結果が追い風となり、日本のみならず世界中でよく処方されるようになったことは間違いない。

しかしUKPDSの処方の大部分がSU剤であり、しかも採用されたグリベンクラミドにいたっては「史上最強のSU剤」と呼ばれる薬なのだ。当然われわれの頭に浮かんだのは、

「UKPDS参加の患者に、SU剤の二次無効は起きなかったのか？」

である。わたしなどは、

「国が主催する大規模試験に一〇年も参加する方々だから、食事療法もよく頑張る人たちを見てるだけじゃないの？　実際の現場はそんなに甘くないよ」

などと斜に構えて、ひねた発言をしていたものだ。

（ここからはわたしの個人的な検証であり、糖尿病学会の公式見解というわけではない）

さて、UKPDSの論文を読んでみると、強化療法群はやはり血中インスリン濃度が高く、体重も増加している。HbA1cは、従来群も強化群も最初の一年は下がるも、その後漸増している。

ＳＵ剤使用患者に関しては、二次無効とまではいかなくても最初の量では血糖が下がらなくなり、ＳＵ剤を徐々に増量していた可能性が強い。

しかし驚くべきは、一〇年間インスリン分泌は保たれているということだ。欧米人は日本人に比べてインスリン分泌能が強いとは言われているが、日本人に比べ膵臓の疲弊、ＳＵ剤の二次無効は少ないのかもしれない。

さらに驚くべきは、ＳＵ剤使用患者でも、細小血管合併症は減らせ、大血管合併症も、有意差こそないが心筋梗塞の数は減少しているということだ。つまり、

「われわれが嫌がるＳＵ剤投与でもここまでの結果を出せるのなら、非ＳＵ剤をうまく使えば、あるいはＳＵ剤と非ＳＵ剤の併用で、もっといい結果が出せるはずだ！」

というのが、ＵＫＰＤＳの結果を現場に、未来に生かすわれわれの考え方である。

66ページに書いた文章の意味が具体的にわかっていただけただろうか。もう一度書いておこう。

「患者の病態（肥満・非肥満、合併症の有無、既往歴、インスリン分泌能）などにより、適切な内服を選び、適切な量を使って、大血管合併症、死亡を減らすことができる治療ガイドラインを絶対に見つけられるはずだし、また見つけるのが、われわれの今後の課題であ

り、使命であろう」

　薬の統計の解釈とは、文章にするとこんなに長くなってしまうものなのだ。

「Aという病気にBという薬を入れても入れなくても、寿命が変わらない。ハイッ！　もう薬は不要！」

　などと、一行で終わる単純なものではないのだ。また、逆に、

「統計でCという薬で効果がみられた。ハイッ！　治療ガイドラインとしてCをどんどん推奨！」というような単純なものでもない（こちらのほうが重要かもしれない）。

　たとえばUKPDSの結果を見て、岩田健太郎氏の言うところの「（糖尿病について）不勉強な医者」なら、

「別に食事療法に関係なく、薬は何を使おうが、血糖値を下げれば合併症予防になるんだよな？」

　などと思うかもしれない。とんでもない。

　日本の糖尿病ガイドラインは、

「肥満患者に、食事療法が不十分なままインスリン、SU剤を併用すると体重がさらに増加しやすい（ので要注意）」「肥満患者へのインスリン、SU剤使用は必要最小限にとどめ

る」

と、ちゃんと書いてある。

また、ＵＫＰＤＳの肥満患者でメトホルミンの劇的な効果を反映してか、ＡＤＡ（米国糖尿病学会）、ＥＡＳＤ（欧州糖尿病学会）の治療ガイドラインでは（肥満・非肥満の言及はなく）、メトホルミンを第一選択として推奨している。

だが、日本のガイドラインは慎重である。どの薬を第一選択にしろとか書いていない。

そしてそれはちゃんと「考えた」結果なのだ。

●ＤＰＰ４阻害剤についての専門医の考え

どうやら、やっと冒頭に書いた岩田健太郎氏の誤解を解くことができるところにたどりついたようだ。

岩田健太郎氏が自著に書かれた、日本の糖尿病治療への主な疑問は次の二つだ。

①「外国の糖尿病治療ガイドラインは、メトホルミンを第一選択として勧めている。なぜもっとメトホルミンを処方しないのか」

②「なぜ日本の糖尿病治療は、新薬（DPP4阻害剤）にとびつき、そればかり処方しているのか。なぜこんなに医者は不勉強なのか」

まず①についてだが、メトホルミンについては、日本の糖尿病ガイドラインにはこう書いてある。

「（第1選択の推奨は）2型糖尿病の病態やライフスタイルが異なるわが国では、実情に合致しない」

臨床の現場でもまったくその通りの印象だ。メトホルミンでよく血糖が下がる方もいるが、すごく多いという印象はないし、またすごく数値が下がるという印象もない。

理論的にはインスリン抵抗性の方に効くのであろうが、やはり日本人はインスリン分泌能の弱いタイプの糖尿病が多いのだろう。

また、もう一つメトホルミンが現場で使いにくい理由は、心臓カテーテル検査、CT検査などで造影剤を使う時に、数日前から内服をストップしなければならないことだ。だから心筋梗塞の既往のある方や、CT検査の必要な疾患をもっている方には、慎重にならざるを得ない。

また、腎機能の悪い方には、乳酸アシドーシスの副作用を起こす可能性があり、タブーである。日本腎臓病学会では、腎臓の尿を作る力を表わすｅＧＦＲという値が、四四以下ではメトホルミン処方はタブーになっている。しかし実際測定してみると、ひっかかる方は実に多いのである。たしかに誤差の多い検査だが、だから四四を切っていても使っていいなどと言っていては、線引きの意味がない。

また、高齢者は熱中症とまではいかなくても脱水になりやすいが、この時にメトホルミンを飲んでいると乳酸アシドーシスが起こりやすいという説もある。

日本糖尿病学会も、七五歳以上は慎重投与という考えを示しているが、糖尿病の患者さんに七五歳以上の方などいくらでもいる。六五歳の方でも一〇年診療していれば七五歳になる。

また、いくらＵＫＰＤＳでメトホルミンが劇的な効果があったとはいえ、あくまで欧米人のデータだ。日本の大規模試験が進行中なのであるから、その結果を待ちたい。

メトホルミンを精力的に処方するほうが、「欧米のガイドラインに盲目的にとびつき、不勉強（自分の頭で考えていない）である」ような気がわたしはするのだが、いかがであろうか。

②については、SU剤の二次無効に疲れ果てていたわれわれ糖尿病専門医は、本当に新しい非SU剤を待ち望んでいた。

だがメトホルミンは右に書いた理由で、メトホルミン以外の非SU剤についても、(インスリン抵抗性改善薬、グリニド系)についても(専門的な話になるので詳細は省略するが)「帯に短し、たすきに長し」の感があった。

われわれの希望は、

「それなりの血糖降下作用を持ちつつも、長い目で見て膵臓を疲弊させないこと。体重が増加しにくいこと。低血糖を起こしにくいこと。そういう薬ができてほしい!」

であった。DPP4阻害剤はまさしくこの条件を満たしていた!

DPP4阻害剤の作用とは、SU剤のように膵臓のβ細胞に負担をかけることなく、インクレチン(食後にインスリン分泌を促す消化管ホルモン)の力を強めるものである。

みながDPP4阻害剤にとびついたのは、「新薬が好き」なのでも「不勉強」なのでもない。むしろ逆にずっと糖尿病について勉強しつづけた結果、長年糖尿病治療に悩み続けた結果なのだ。

●糖尿病患者の動脈硬化を抑制するにはどうすればいいか？

さて、「大血管合併症を減らすことのできる治療ガイドラインを見つけることができるはずだ！」などと大見栄を切ったものの、実は大血管合併症を引き起こす動脈硬化という大敵は、糖尿病薬の選択だけでは予防することが難しい。

動脈硬化は奥が深いのだ。

ＵＫＰＤＳにて「強化群の厳格な血糖コントロールが、なぜ動脈硬化を有意に減らすことができなかったのか？」については、薬剤に関する因子以外に、多くの理由が考えられている。

そのいくつかを紹介しよう。

①厳格な血糖コントロールそのものは悪くないが、低血糖を起こすことがよくないのではないか。低血糖は心血管の交感神経を興奮させ、狭心症を誘発するなど、動脈硬化の抑制に逆効果なのでは。

②動脈硬化抑制において、血糖コントロールは必要条件であり、十分条件ではない。血糖と同時に血圧、悪玉コレステロールをコントロールしなければ、動脈硬化進行

は止められないのではないか。

これだけ聞くと医者の言い訳のように聞こえるかもしれない。しかし動脈硬化のような多因子の病態では、いったん進行が始まると、一つの因子だけを止めても効果がないことは事実だ。

たとえば、動脈硬化が始まると、血小板がＰＤＧＦという強力な増殖因子を放出し、いろいろな因子が連鎖して活性化してゆく。わたしは大学で研究していた頃、動脈硬化の状態の血管平滑筋の培養実験で、ＰＤＧＦをブロックする抗体を加えても、まったく増殖を止められない（動脈硬化を止められない）ことに驚いた経験がある。

③高インスリン血症は、動脈硬化を促進する。ＳＵ剤やインスリン使用患者においては、そうならないようにＨｂＡ１ｃの目標値は、少し緩めてもいいかもしれない。

ＨｂＡ１ｃで大血管合併症の統計をとることそのものを疑問視した、次のような意見もある。

④食後高血糖が動脈硬化を促進することは、多くの統計で証明されている。たとえばＨｂＡ１ｃが良好でも、空腹時血糖は低く、食後血糖の高い方は、大血管合併症は増えるだろう。つまりＨｂＡ１ｃそのものが、動脈硬化のマーカーとしては使えないのだ。

これについて補足しておこう。

糖尿病診療ガイドラインでは、糖尿病患者のＨｂＡ１ｃは７％未満を推奨している。しかし、その運用においては、血圧やコレステロールとは明らかに異なる。糖尿病治療の現場では、

「ＨｂＡ１ｃを下げることが、われわれの第一目標ではない」
「個々の患者によって、ＨｂＡ１ｃの目標値は異なってよい」

という考え方がほとんどだ。

他にも多くの討論が日本のあちこちの研究会でされているだろうが、このあたりで止めておこう。

●ＨｂＡ１ｃだけに頼ることの危険

今から紹介するのは、二〇一四年三月神戸で行なわれた糖尿病教育講演の内容である。

まず、ＨｂＡ１ｃとは赤血球のヘモグロビンに糖がくっついた糖化タンパクである。赤血球の寿命は、通常、約一二〇日なので、誕生一日目の赤血球から、明日にでも消滅する一二〇日目のものまで循環している。ＨｂＡ１ｃは、「過去一～二カ月間の平均血糖値」を反映するとされているが、実際は、四カ月前のものもいくらかは反映している。したがって、どうしても臨床とタイムラグが生じてしまう。

また、妊婦、腎不全、肝硬変、貧血、異常ヘモグロビン（二〇〇〇人から三〇〇〇人に一人との推測もある）の方々では、正確に平均血糖値を反映しないこともある。

また、食後の血糖値上昇を反映しにくいこともわかっている。

動脈硬化について考えてみよう。

空腹時血糖一三〇ｍｇ／ｄｌ未満、食後血糖一八〇ｍｇ／ｄｌ未満が、動脈硬化進展を抑制するための目標血糖値の目安とされている。

しかし空腹時血糖七〇ｍｇ／ｄｌで、食後血糖二二〇ｍｇ／ｄｌの方は、ＨｂＡ１ｃは６％台になり「コントロール良好」にされてしまうかもしれない。しかし動脈硬化は進む

だろう。

つまり、必ずしも、「ＨｂＡ１ｃを下げること＝良好な血糖コントロール」ではない。

「単なるＨｂＡ１ｃの低下よりも、質の良いコントロール、つまり食後高血糖がなく血糖の上下の振幅幅も小さいコントロールを！」

なのだ。

ＨｂＡ１ｃは、そもそも毎日何回も血糖を測定できないから、おおむねの血糖コントロール状態の目安として使われているのに、血糖値そのものより重視されるという本末転倒な独り歩きをしているのだ。講演では、

「血糖値を見ずして、ＨｂＡ１ｃだけに頼るのは危険！」

「(原点に返って) 血糖値をよく評価するべき」

と語られていた。

ＳＵ剤についても、

「ＳＵ剤治療は (空腹時血糖は下がるが、食後血糖は下がりにくいので)、効果判定にＨｂＡ１ｃを参考にしにくい」

と、わたしの考えと同じ意味のことを言われていた。

また、講演でも言及されていたが、ＡＣＣＯＲＤ試験というわれわれ糖尿病専門医を驚愕させた大規模試験がある。アメリカ、カナダの心血管疾患を有する2型糖尿病一万二五一人を、強化群と従来群に分けて、心筋梗塞、心血管死を減らせるか調べた大規模試験だ。なんと強化群のほうが従来群より総死亡が有意に増加し、本来五年間予定されていたのに、三年半で中止になったという試験なのだ。この結果により、

「心血管疾患を有する患者に関しては、ＨｂＡ1ｃは厳格なコントロールはしないほうがいい」

「動脈硬化に関しては、やはり早期から長期間血糖コントロールしなければ効果がない」

と考えられる。そしてこの考えが、先に述べた、

「個々の患者（年齢、合併症）によって、ＨｂＡ1ｃの目標値は異なってよい」

という考えの基盤にもなっている。

他にも、他の先生の講演内容や、Ｋｕｍａｍｏｔｏ ｓｔｕｄｙ、ＤＣＣＴ、ＤＣＣＴ／ＥＤＩＣなど紹介すべき大規模試験は数多くあれど、切りがないのでここらで打ち切ろう。

食事療法や、糖質制限食をどう考えるかなどについても書きたかったが、糖尿病の本を

書いているのではないので、勘弁していただきたい。

本来のこの章の目的である、近藤氏の糖尿病に関する文章の検証に移ろう。

●近藤誠氏の重大な誤り

さて、話を元に戻す。近藤氏は『医者に殺されない47の心得』の中で、ＵＫＰＤＳを紹介し、

「（強化群と従来群で）死亡、腎不全、失明に有意差なし」

したがって、

「血糖降下薬は合併症の予防や延命に何の効果もない」

と書く。

「薬で下げても無意味」（その章のタイトル）だと考えるのだ。

『成人病の真実』の中では、もっと詳細に合併症の有意差を紹介しているが、結論は右と同じだ。

この近藤氏の文章を読むと、医療関係者でも「薬物を飲まない放置群と、薬物治療群で差がなかった」ような錯覚に陥るのではないだろうか。

しかも「延命効果がない」という文章が実にインパクトが強い。一般の読者ならここだけで、

「細かい医学的なことは聞かされてもようわからんけど、要するに意味がないんだな！」と思ってしまうだろう。

だがすでに書いたように、ＵＫＰＤＳはあくまで「二つの治療群」の比較である。「放置群」と「治療群」の比較ではないのだ。

ＵＫＰＤＳの従来群は、食事療法を十分に行ない、それでも空腹時血糖二七〇ｍｇ／ｄｌの時（ＨｂＡ１ｃ10％台に相当する）に内服を追加する。最終的に従来群の80％が内服薬を処方されている。ということは、ほとんどの方が食事療法のみでは目標値をクリアできず、薬でやっと平均７・９％にしたということだ。驚くべきは、薬を飲んでも８％以上の方がまだ半分近くもいる計算になるということだ。薬を飲んでいなければやはり９～10％台であろう。

食事療法のみで糖尿病患者がみな７・９％になるのであれば、「おれは薬は飲まない！」と言うのも（今まで書いてきた多くの理由で賛成はできないものの）その気持ちはすごくわかる。しかしそうではない。

近藤氏の文章は、統計の結果などの引用に、嘘は書いていなくても、あまりにも「補足すべき説明」が不足している。「従来群も、強化群もおそらく薬物療法をしていなければＨｂＡ１ｃは９％以上に進行する人々なのだ！」ということがちゃんと読者に伝わっていない。

しかも、ＵＫＰＤＳ試験が行なわれた本来の目的を考えれば、その前提の解釈を間違っているわけで、これは「説明不足」などという次元ではなく、明らかに「重大な誤り」と言わざるを得ない。

われわれだって、食事療法でＨｂＡ１ｃが９％から８％以下に下げられる方々は、ぜひ薬物を使わずそれを続けて、７％を目指して頑張ってほしいと思っている。だが、われわれが困っているのは、食事療法のみだとＨｂＡ１ｃが９〜10％、へたをすれば10を超えるような方の内服治療をどうするか、なのだ。

近藤氏はこの薬を飲んでやっと８％前後の方々を、薬を飲まずに９〜10％で放置してかまわないのだろうか。

ＨｂＡ１ｃにこだわらないんじゃなかったのか、だって？　いやいや、ＨｂＡ１ｃは低くても良好な血糖コントロールを反映しないとは書いたが、高いのはやっぱり血糖コントロールは悪いのである。「HbA1cは高くてもいい」という意味ではない。

近藤氏自身も「9%であるとか10%以上というような高値の場合には、(薬物治療が)メリットが得られる可能性はあります」と書かれているのである(『成人病の真実』文庫本78P)。

思えば、これだけ日本全国の病院で糖尿病治療が行なわれていても、毎年三〇〇〇人が失明し、一万人以上が透析にかかるようになっているのだ。薬を中止し、放置するようになったら、すごいことになるであろう。

そう考えれば「失明、腎不全に差がない」というのを薬物療法否定の理由にするのも変な話だ。網膜症は治療するし、腎機能も悪くなれば透析予防につとめるから、そこまで至るのは、一〇年、二〇年単位の話である。統計的に差が出るのは難しいだろう。血糖が悪いと数年で失明、腎不全になるのなら、差が出ないのはつらいだろうが。

また、近藤氏のこだわる「延命効果」=「死亡数を減少させる」ためには、やはり大血管合併症を減らさなければならない。それについてはすでに今までの項で書いた通りだ。

高血糖は「無症状なら放置してよい」などという甘いものではない。事実、UKPDSからは「高血糖は放置してよい」という結論は、どう考えても導かれないのだ。

●読者に伝えるべき五つの補足説明

近藤氏がＵＫＰＤＳを引用するにあたり、読者に伝えるべきであったと思われることを補足しておこう。

①ＵＫＰＤＳ試験トータルで、細小血管合併症については薬物療法による抑制効果が示された（なぜ近藤氏が「合併症の予防に効果がない」と書いているのか、よくわからない。大血管合併症という意味だろうか？）。

②「延命効果がない」と言うが、ＵＫＰＤＳの追跡結果であるＵＫＰＤＳ80の結果についてまったく言及していない。内科医なら「レガシー効果」は誰でも知っている。それをどう解釈するかは別として、ＵＫＰＤＳ80は、必ず触れるべきであろう。

③重要なサブ解析「肥満群のメトホルミンでの劇的な合併症抑制効果」について書いていない。これは非ＳＵ剤の有効性を示唆するとても重要な結果である。これは必要であろう。

④③に関連して、ＵＫＰＤＳはＳＵ剤治療が中心の試験である、今日では多くの新しい非ＳＵ剤が使われている。ＳＵ剤を批判するのならわかるが、薬物治療の全否定

はできないはずである。

⑤この章で書いてきたＨｂＡ１ｃについての今日の考え方。ただ、これは糖尿病専門医でない近藤氏に言及しろ、というのは酷（こく）であろう。

もはやわれわれはＨｂＡ１ｃの低さを比較したり、競い合うようなＵＫＰＤＳ的考え方からは卒業して、次のステージに進んでいる。ＵＫＰＤＳはたしかに画期的な大規模試験ではあったが、そこでいつまでも止まっていてはだめだ。

われわれが教訓として学んだことは、ＨｂＡ１ｃという糖化生成物は、眼、腎臓、神経、足の血管の合併症などには有効な治療マーカーとなるが、心筋梗塞、脳卒中などの大血管合併症には、有効でないということだ。

そもそも糖尿病は全身病である。全身の内臓、血管が高血糖にさらされ、数えきれない糖化的な変化が、全身の細胞レベルで生じている。おそらくは大血管合併症を予防するには下げるべき糖化Ｘや糖化Ｙなど、多く存在するのだ。それをわれわれが同定できていないだけなのだろう。

ここで、読者にお伝えすべき重要なことがある。二〇一四年四月のＮＥＪＭ（ニューイングランド・ジャーナル・オブ・メディシン）にて、大血管合併症についても喜ぶべき報告が掲載された。

アメリカの糖尿病治療患者において、この二〇年間で、五つの合併症において相対的発生率が激減していることが判明したのだ。

急性心筋梗塞・マイナス67・8％。高血糖に関連した死亡・マイナス64・4％。脳卒中・マイナス52・7％。下肢切断・マイナス51・4％。末期腎不全・マイナス28・3％。

驚くべき数字だ。これは血糖のみならず、血圧、コレステロールをコントロールしたことが大きいと考えられている。

しかし、われわれは鵜呑みにはしない。あくまで米国人のデータだ。統計とはこれぐらい慎重に読むべきである。

現在も多くの日本の大規模試験、統計解析が進行中である。

ＵＫＰＤＳはあくまで過去の、西洋の統計であった。日本人と欧米人の糖尿病の性質の違いや、食生活の違いを考えると、糖尿病治療否定派の方々も、一つや二つの西洋の論文で早急に結論を出さず、日本の統計の結果を待ってもいいのではないだろうか。

●薬物治療否定を、どうしても認められない理由

さて、わたしは薬をできるだけ出したくない医者だが、いくつかの大きな理由から薬物治療否定はどうしても認められない。それは別に製薬会社の利益など関係ない。

「自覚症状がない高血糖なら薬を飲まないほうがいい」というのは、医者の言葉とは思えない。他疾患との関連をまったく考えていないからである。

まるで糖尿病患者が、糖尿病だけ罹患して、他の病気がないか、もしくは将来ならないかのような考え方だ。

糖尿病治療において、シックデイ・ルールという言葉がある。風邪やその他、体調の悪い時、食事をあまり摂らなくても血糖が上がってしまうという意味だ。ふだん血糖を高い状態にしておくと、こういう時に跳ね上がって大変なことになる。

真夏に熱中症になる方は多いが、糖尿病患者の血糖は異常に上昇する。熱中症そのものは補液で改善する程度でも、血糖が高いことにより命にかかわることはいくらでもある。

また、患者さんが何かの理由で手術をしなければならなくなったとしよう。血糖が高い

と、手術の傷口がふさがりにくかったり、術後感染が起きやすい。手術の種類にもよるので統計的なエビデンスはないが、やはりＨｂＡ１ｃが８％以上だと術後合併症が多いというのが、外科医の先生たちのコンセンサスだ。

「ふだん血糖値が高くてもいい」などという方は、ここまで考えていない。

現在治療中の病気のことも考えていない。

たとえば、膠原病（こうげんびょう）やリウマチ、慢性肺疾患や喘息（ぜんそく）などでステロイド治療をされている方は、ステロイドに血糖を上げる作用があるので、食事を頑張っても血糖コントロールが難しいことが多い。本来は軽症の糖尿病だが、どうしても薬物療法で下げなければならないこともある。

もう一つ信じ難いのは、ＳＰＩＤＤＭのことをまったく考えていないということだ。ＳＰＩＤＤＭとは、大人でも、小児糖尿病のように免疫の力で膵臓が弱っていくタイプの糖尿病のことだ。大人の糖尿病の一〇人に一人と書いてある本もある。われわれ臨床の現場の感覚では一五、六人に一人という感じだ。けっして少なくはないのである。

問題なのは、小児と異なりゆっくり進行するので、２型糖尿病と区別がつかないことだ。血液中の抗ＧＡＤ抗体が陽性になることで診断される。

食事療法を頑張っても、数年で急速に膵機能低下が進行して、インスリン注射が必要になることが多い。

これを防ぐには、糖尿病発症初期からの、少量の内服または少量のインスリンにて膵臓を助けてあげることだと考えられている。適切な薬物治療が必須なのだ。

近藤氏をはじめ、いろいろな食事療法や「XXで糖尿病は治る！」と叫んで病院での治療を否定している方々は、このSPIDDMの方が「そうか。血糖は高くてもいいのか」「薬は意味ないのか」と放置してしまった時、どう責任をとるのであろう？

「いや、いま議論しているのは糖尿病のほとんどを占める2型糖尿病の方についての話だ」

などという言い訳は通じない。

今、臨床の現場では、一〇万分の一の副作用でもその薬は慎重投与になり、一〇万分の一の可能性の合併症でも同意書を取らねばならず、一万分の一の確率の病気でも救急で見逃せば、診察医は訴えられるのだ。

糖尿病患者の一五、六人に一人ならば、日本全国で五、六〇万人にもなる。とうてい無視していい数ではあるまい。

糖尿病専門外来が診るべき患者さんは、1型糖尿病、SPIDDMの方、（1型、2型を問わず）他疾患を治療中の方、シックデイにてコントロール不良になった方、食事を頑張れない方、食事を頑張ってもHbA1cが下がらない方、2型で内服薬を飲んでも下がらない方、だ。

食事療法でぐんぐん下がる方は、もちろんどこの外来で診られてもOKである。そのほうがわれわれも、患者を今よりもゆっくり丁寧に診られる。

「糖尿病専門医は、食事療法の効果を認めず、糖尿病患者を飯の種にする」などという心配は100%無用である。

●なぜ、こんなに反論が難しいのか——抗がん剤治療と糖尿病治療の比較

さて、2型糖尿病の薬物治療を中心に、「糖尿病に薬はいらない」論を検証、反論してきた。1型糖尿病の治療や、2型糖尿病のインスリン治療など、書けなかったこともまだまだ山ほどあるが、それでも当初の想像以上に時間を費やし、文章も長くなってしまった。

「専門医が自分の専門分野について反論する」とこういう感じになる、という見本を自ら

示したと思っていただきたい。

専門的すぎる内容（SU剤のあたり）で、読みづらいところも多かったと思うが、この章は性質上仕方ない。ご容赦願いたい。

しかし自分で言うのも何だが、糖尿病専門医でないと書けない内容の反論であろうと思う。別の言い方をすれば、がん専門医でないわたしには「抗がん剤は効かない」に対して、このような専門的な反論は書けないだろう。

ぜひ、この章を例にして、がん専門医の先生方に反論を書いていただきたい。

ただ、それはおそらく大変な作業であろうと思われる。

なぜなら糖尿病専門医のわたしでも、「血糖降下薬は何の効果もない」という近藤氏のわずか数行の文章に反論するのに、こんなに苦労したのだ。

なぜこんなに反論が難しかったか、最後にもう一度まとめておこう。

①近藤氏の文章は嘘は書いていないが、統計の解釈を間違っており、なおかつ絶対に必要と思われる説明が不足している。反論はその説明をすべて補足しながら書くので、とても難解かつ長くなってしまう。

②「一部の患者にのみあてはまること」＝極論を一般論のように書いている。それは食事療法で血糖のよく下がる軽症の2型糖尿病なら、薬を飲まず頑張るのが理想だろう。われわれが悩んでいるのは、食事療法では下がらない人たちだ。

③数えきれないほど多くの糖尿病の大規模試験の中で、近藤氏は二つしかとりあげていない（『医者に殺されない～』ではＵＫＰＤＳ、『成人病の真実』ではＵＫＰＤＳとＤＣＣＴ）。その統計の中における反論になるので、論点がとても限定されてしまう。

この三つの難点は、がん治療についてもそのままあてはまるのでないかと思う。とくに②などは、がん専門家の書いた文章でよく見かける。

また、一般の読者の方々は、一つの病気につき何十もの重要な大規模試験の統計のあることなど普段は知らないだろう。一般向けの病気の本にはあまり書いていないからだ。

その状態で近藤氏の本を読めば、

「統計がいっぱい出てきてすごい！　近藤氏は科学的だ。医者たちは（勉強不足で）こういう統計を知らずに薬を処方しているんだ」

と思ってしまうのであろう。

もちろんそんなことはなく、医者は自分の専門分野の統計の文献を多く読んでいるが、薬を処方される患者の側から見れば、そんなことはわからない。

また、やはり意見を主張する時に、短い「言い切り型」は無敵、ということだ。

「XXという病気に、XXという統計で死亡に有意差なし！　ハイッ！　薬は無意味！」

医療否定側はたった一行でスッキリだ。思わずうなずいてしまうだろう。

しかし現実には、多くの薬の種類があり、病態によって使い分け&組み合わせ&量の調節があり、効果の解釈もそれぞれ異なり、反論はそれをまた長々説明してしまうことになる。

「近藤氏の文章にスパッと反論できないから、だらだら言い訳してる。近藤氏の勝ちだ！」

「本当に正しいのならば、近藤氏のように一行で反論してみせろ！」

などという声が出てきてしまうのも無理はない。

近藤氏へのがん専門家の反論を「感情的な反論ばかり」と書いている方には、そう見えているのではないだろうか。だとすると、そういう方々には、わたしの書いたこの章も、「だらだら感情的に言い訳してるだけ」

に見えるのだろうか。おそろしいことだ。書いた本人（＝わたし）にはわからない。読者の判断にゆだねたい。

糖尿病治療の反論の難点はそのままがん治療にもあてはまるとは書いたが、もちろん両者は重要な違いも多くある。たとえば、

①がん治療は糖尿病治療と異なり、数カ月から数年単位で命にかかわる（一〇年後のレガシー効果などと言っていられない）。

②糖尿病治療は、患者さん自身の努力＝食事療法が、治療効果に大きく影響する。一方、抗がん剤の効く効かないには、患者自身の努力が及ばない。

などが留意すべき点だ。

がんと糖尿病。治療の性質の異なる点と、共通点を理解していただいたうえで、がん専門医の、近藤氏への専門的な反論を切にお待ちしている。

（注1）『インスリンの発見』（マイケル・ブリス著、朝日新聞社、一九九三年）による。ジ

ム・ヘブンズはその後、芸術家として名をなし、五九歳まで生きたとのことである。

（謝辞）この章を執筆するにあたり、新須磨(しんすま)病院常任学術顧問、東邦大学名誉教授、NPO法人国際糖尿病教育学習研究所理事長の芳野原(よしのげん)先生に、ご助言をいただきました。この場を借りて御礼申し上げます。

第三章　「平穏死」をめぐる理想と現実

——胃瘻(いろう)、終末治療を否定しつつ、すぐに病院に駆け込む日本人

●長宗我部元親は大河ドラマの主人公になれるか？

第一章の飲み会より一カ月後。舞台は前回と同じ居酒屋である。

N「その後どうだい？　前回話してた糖尿病専門医としての反論は？」

O「M先生なりの、医療否定へのアプローチですね」

M「書き終えて、雑誌社に送ったところだよ。けっこう大変だね。反論を書くことで初めて気がつくことも多かったし、糖尿病に興味のある方はもちろん、興味のない方も、医療リテラシーについて考える内容になるんじゃないかな」

N「乞うご期待だね。しかしMも、いくらおれたちがすすめたとはいえ、世の中の喜ぶ医療否定の風潮にわざわざ逆らう文章を書くところなんざ、やっぱり高知県人だよな」

M「みんな『いごっそう』（注1）だからね」

N「高知もまた『龍馬伝』の時のように盛り上がってほしいね」

O「同級生の話じゃ、龍馬に続いて今度は長宗我部元親を大河ドラマの主人公にするようNHKに嘆願書を、という話もあるらしいですよ」

M「ええっ、そうなの？　元親は高知県人以外はあまり知らないんじゃないか？」

O「いやいや、とんでもない。今は武将ブームですからね。僕は今毎日中学生たちを相手にしてますが、実は長宗我部元親は中高生にすごく人気あるんですよ。NHKのアンケートでも、たしか『ドラマにしてほしい武将』の一位だったんじゃないですかね」

M「へえ……、じゃあ将来的には実現するかもしれないね」

O「ただね、水をさすようで申しわけないですが、もし実現させるとすると、すごく大変だと思うんです。とくに脚本家の方は」

MN「……（?）」

O「まず大河ドラマの主人公は、戦国武将の場合、織田信長（おだのぶなが）のような例は例外として、ほとんどみなさん、当時としてはかなり長生きでないといけません」

N「そりゃあそうだろ。長生きしたからこそ、名前が後世に残っているわけだからね。秀吉だって若い頃に信長に切腹させられそうになった時があったんじゃなかったっけ。その時に死んでいれば大河ドラマ『秀吉』はこの世に存在しないわけだ」

M「でも、長宗我部元親だって、六〇歳ぐらいで亡くなったから、当時としては長生きなんじゃないの?」

O「そこです！　大河ドラマの主人公になるには長生きは必須ですが、それだけではだめなんです！　若い頃のみならず老いてからも何か輝いていないと！　たとえば徳川家康が晩年、ずっと寝たきりだったら盛り上がらないでしょう？」

M「昔の人は、倒れたらすぐに亡くなるよ。ずっと寝たきりにはならないよ」

O「寝たきりはあくまでたとえですよ（笑）。家康は将軍職を秀忠にゆずってからも、その力は大きかったでしょう。大坂夏の陣に参加した時はなんと七二歳ですよ」

N「うん、O君の言いたいことはわかったよ。つまり、大河ドラマが成立するには、主人公が老いてから何もしない期間が長すぎるとだめだ。最終回までひっぱれない。引退してからもドラマがないと」

O「大河ドラマは、最終回まで主人公がすごくないとダメなんです」

N「たしかに『軍師官兵衛』の脚本家は、関ヶ原の戦の直前に、隠居した官兵衛が天下を目指そうとしたという設定にしていたね。だからこそドラマチックだった」

M「元親の晩年にはドラマ性がないのかい？」

O「四国を統一するまではすごくいいんですよ。でも秀吉の軍門に降ってからがいまいち盛り上がるイベントに欠けてて。そして長男の戦死のあと、跡目相続をめぐって、意見の異なる親族や重臣をつぎつぎ処罰してしまう。高知のおじいちゃん、おばあちゃんたちも元親のことを語る時に〝あのあたりから元親はなんかおかしくなり、人々の心が離れていったがぜよ〟と言うのをよく耳にしました」

M「なるほど、大河の後半以降が盛り上がらないわけだな」

N「そんなの、プロの脚本家がなんとかするだろう！　だいたい武将のエピソードなんて、すべてが史実であるわけないんだから」

●寝たきり高齢者にドラマはないのか？

N「まあ、しかし何だね。昔の人は、どんな豪傑、英雄でもがんや脳梗塞、心筋梗塞になったらすぐに死んでしまう。『寝込んで数日で……』という歴史文献が多い。寝たきりや介護施設で二、三年なんてことがない。だからこそ老後や最期まで描く大河ドラマが成り立つんだとも言えるな」

O「現代人では大河の主役は難しいですよね。ぼくも自分が空手道場で教えているからわかるんですが、師範の方々は、老いた武道の達人が亡くなる数日前まで道場生に稽古（けいこ）をつけてた、という逸話がみな大好きなんですよね。でも、これも江戸時代の達人の話だからこそなんでしょうね」

M「辞世の句も読めるよな。現代人には、辞世の句は無理だね」

O「まあ、ぼくの老後の理想はですね、『剣客商売』の主人公ですかね。カクシャクとして、剣の達人で、若者に一目おかれて、女性にも人気があって、ちょっとエッチで……」

N「いねえよ、そんな老人（笑）！」

M「……まあ、ヨボヨボや寝たきりや介護状態になるのが老後の理想という人はいないよね。寝たきりにならない方法という類の本は山ほどあるが、寝たきり老人の生きる意味について書いている本はないね」

O「先日も、ぎんさんの九〇歳になる娘さんがテレビで『口から食べられなくなったらもう終わりでいい』と言ってましたよ。そういう考えの人、今の時代、多いでしょうね」

N「胃瘻チューブや経管栄養に反対の考えだね」

M「そう、何といっても火付け役は『「平穏死」のすすめ』（石飛幸三著、講談社、二〇一三年）というベストセラーだろう。寝たきり高齢者が口から食べられなければもう最小限の量の補液だけして、あとは自然にまかせようという考えだ。その後、平穏死の定義は少し変わったかもしれないが、最初はそういう内容だったと思う」

O「ぼくもその本は読みましたよ。とてもいい考えのように思いましたが……。ぼくもチューブ栄養でだらだら生きたくないです」

M「みなそう考えてしまう。胃瘻チューブや経管栄養で生きている高齢者を見て『こんなふうになりたくない』と思う。ぼくはずっと『どうしてそんな失礼なことを思うんだろう？』と思っていた。今日、O君の話で気がついたよ」

N「大河ドラマの話か？」

M「そう。みな胃瘻につながれた寝たきり老人を見ても、感動がない。胃瘻にはドラマがない。人生という長い大河ドラマの最終回として、ふさわしいラストシーンに思えないんだよ」

N「まあほとんどの場合、つながれたまま亡くなってしまうからなあ。チューブが一時的にはずれて元気になる時期があればまた違うんだろうけど」

M「誤解しないでほしいが、ぼくだって無条件に胃瘻100％賛成じゃないよ。でも『口から食べられなくなったら終わり』なんて、とうてい思えないな。四半世紀も勤務医として多くの患者を診た経験から言わせてもらうならば、ね」

O「でもM先生の場合は、病院でいろいろな病気で弱っていく高齢者を見てきたからでしょう？　あの本は、老人ホームの平均九〇代の人々の話ですよ。『寿命が来たのですから、自然にまかせましょう』という考えで、それ自身はいい考えだと思いますが……」

M「たしかに『あくまで高齢者の老衰の話で、疾患の治療や医療行為を否定しているわけではない、平穏死は医療否定じゃない』と書いている医者もいる。でもその気はなくても、知らず識らずのうちに医療否定になる危険はないかな。だって、老衰による食欲低下と、疾患による食欲低下なんて、かっちり線引きできないよ！」

N「まあそうかもしれんな」

M「それに高齢者が口から食べられず、脱水、低栄養だと、褥瘡や皮膚炎、口内炎は治りにくいし、むくみやすいし、風邪はひきやすいし、インフルエンザや熱中症になりやすいだろうし、痰は切れにくいし、肺炎になりやすいし、便は出ないし、骨はもろくなるし、血圧は変動するだろうし、ぼくの専門分野で言えば、糖尿病の方なら血糖は大変動だろう。こんな状態にもっていくなんて、これは間接的な医療否定じゃないのかい？」

O「う〜ん、そうですか……。いろいろな値が低空飛行で落ち着くわけじゃないんですね。ぼくたちにはただ枯れていくというイメージでも、医学知識があるとそう見えないんでしょうね」

N「まあたしかに、平穏死や自然にまかせようという考えそのものは医療否定でなくても、その後の世の中の流れは間違いなくそうだな」

O「『医療が安らかな死を妨害している』『医療にかかわるから老後が不幸になる』といった趣旨のベストセラー本がその後、次々と出ましたもんね」

●増える一方の「とりあえず経過観察」入院

M「ところがね、現場での家族の態度は、その流れとは真逆なんだよ。ぼくはもう今、救急診療には関わっていないけど、病院で外来のお手伝いをしていると、老人ホームや老健施設からおじいちゃんおばあちゃんが予約外で受診されることはとても多い。施設の職員や家族がつきそってくるんだけど、『熱を出した』『血圧が高め』『今日は朝からしゃべらない』が多いね。昔より施設の患者さんの年齢も高齢化して、数も増えているような気がする」

O「なるほど。救急はもっと多いんじゃないですか。今ぼくが住んでる町は閑静な住宅街で、高齢者が多いんですが、夜間休日、やたら救急車が来て止まるんですけど」

M「で、いつもぼくが困惑するのはね、いろいろ外来で検査して『大きな異常ないですよ』と帰そうとすると、つきそいの職員や家族が『施設に帰っても、医者はいないし、心配』『明日から連休なのにこのまま帰って何かあったらどうするんですか！ 入院させてください』と怒るんだよ」

O「にゅ、入院させろ？ そ、それは大変ですね」

M「食べられなくなったならもういいどころか、『食欲がないから何とかしてくれ』と連れてくることも多いよ」

N「それはまた（苦笑）……、『食べられなくなったら自然にまかせろ』『医療にかかわるな』どころじゃないね」

M「こういうケースも多い。自宅から家族が高齢のおばあちゃんを外来に連れてくる。『わたしは昼間は外で仕事をしているので、母が家で一人になってしまう。しばらく入院させてください』」

NO「……」

M「ぼくはね、世の中やたら『病院で死ぬのは不幸』『在宅で最期を迎えるのが素晴らしい』って言うもんだから、昔のようにみな在宅で親を看取る方向に日本はなっていくのかなあ、と思っていた。だが、どうやらほとんどの方は、あらかじめそんな覚悟で言ってるわけじゃないんだね」

N「まあ、本来は『病院に行かず自然にまかせよう』という考えと、『在宅で看る』という覚悟は同時進行であるべきのような気がするけどな」

O「でも、今の話に出てきた家族たちも、『入院させて濃厚な医療を施してくれ』と思ってるわけではないと思うんですけど……」

M「たぶんそうだろう。つまり、『このまま家や施設で看るのは心配だから、というとりあえずの経過観察』入院、『(食事、入浴その他) 身のまわりの世話』入院ならOK、ということなんだろうね。外国ではありえない入院だけどね」

N「そりゃあ入院していれば、何かあっても看護師や医師がいるしね。濃厚な医療ではないが、ひょいっと往診に来てもらうような感じでいてほしいわけだ。まあ気持ちはわからんでもないが……」

M「医療に『ひょいっと』も『とりあえず』もないんだけどな……、まるでみなの希望は

『医者、看護師の常在しているケア付き旅館』みたいだな」

O「それが病院のいわゆる療養型病床じゃないんですか？」

M「ち、ちがーうっ（怒）！　療養型病床とは、急性期疾患の治療が一段落し、慢性期の治療に移行して、社会復帰や在宅を目指すもので、本来はずっといるところではないんだよ」

●在宅も療養型病院もダメなら、どこで最期を迎えればいいのか？

O「亡くなるまで入院してるのかと思ってました……」

M「違うんだ。原則は数カ月しか入院できないが、そのしばりがゆるくなり、病院によっては半永久的に看てくれるところもある。だからO君のような誤解が生まれるんだろうね」

N「実はおれの父親は、高知の療養型病院で最期を迎えたんだ。六〇歳で脳出血を起こして寝たきりになり、救急病院での治療を終えて、療養型病院に転院した。寝たきりで長引くかと思いきや、三カ月後に肺炎で亡くなってしまった。あれ、もし肺炎が治ってたら、たぶん転院や在宅を打診されたんだろうな」

M「そうだね。慢性期の医療とは、慢性心不全があるとか、インスリン治療が必要とか、肺気腫（はいきしゅ）があって酸素吸入を続けなければいけない人とか、肝硬変があって血中アンモニアを下げる点滴を時々しなければならない人とか、だね。そういうのがなくて、脳卒中の後の介護、栄養補給がメインであれば、N君のお父さんもそう勧められただろうね」

O「でも、ずっと看てくれる療養型病院もあるんですよね？」

M「あるにはあるけど数が圧倒的に足りないね。これから高齢者の数はどんどん増えていくだろうし。しかも実は国は、療養型病院は撤廃する方針なんだ」

NO「ええ〜っ！　逆じゃないの？　増やすべきだろう」

M「いや、国というか厚労省としては、病院とは高度、集中治療を行なう急性期病院のみ、という考えだね。ぼくたち医者も、最初この方針を聞いた時は仰天したよ。酸素吸っていようが、点滴が必要であろうが、自宅に連れて帰れ、ということだからね。まあ厚労省は在宅で亡くなることを推進しているわけだから、それ自体は矛盾してはしないが、あまりにも医療の現場を知らないというか……」

N「で、その方針は、その後どうなったんだい？」

M「二〇一一年度末に療養型病床は廃止、ということになっていた。ぼくたち医者は、どう考えても無理だから何らかの移行措置があるだろうと思っていた。やっぱり移行猶予措置として二〇一七年まで廃止は延期、と国会で可決されたよ」

O「で、二〇一七年以降はどうなるんですか」

M「わからない。一部には、国が介護療養病床の存続に方針転換したという報道もあるけど」

O「そうでなければ、みな退院して在宅で最期を迎えろ、となってしまいますよね」

M「だが里見清一というペンネームの肺がん専門医の書いた文章にこんなくだりがあるよ。『なに？　自宅で死にたいとおっしゃるか。手厚い看護と医療サービスのない在宅死なんて、孤独死もしくは野垂死にと変わらないではないか』」

O「……」

M「在宅往診医が無数にいれば話は別だろうけどね……。でも現実はきびしい。『医療崩壊』（朝日新聞社、二〇〇六年）の著者、小松秀樹先生はこう言っている。『(在宅往診医は）医師一人当たり三〇〇人以上の患者を持たないと成り立たないだろう。しかも二四時間、休日なしだから三人の総合診療医、三人の看護師がチームを組んで交代制でやらないと回らない』」

N「でも、変だね。もし在宅も療養型病院もダメとなると、いったい日本人はどこで最期を迎えろと言うんだい？」

M「う～ん、老健施設か老人ホームということだろうな。現に施設での看取りの報酬点数は改正で増えたそうだから、国や厚労省もそれを望んでるんだろう」

●官も民も「自然にまかせろ」に矛盾する言動

O「でも、それはおかしいですよ。さっきM先生が例を挙げていたように、施設で少し悪くなるとすぐに病院を受診しちゃうわけでしょう？」

M「するどいね。その通り、こうして長々と論じてくると『自然にまかせろ』なんて簡単に言えることじゃないと気がつくだろう。だって、病院に送られて来れば、医者は自然にまかせて何もしないなんてできない。だから本当に自然にまかせるつもりなら、状態が悪くても、施設やホームでじっと看るしかない」

N「でも、現実はそうはいかんわけだね」

M「それができない施設の職員の気持ちもよくわかる。このままじっと看ていていいかどかなんて、自分たちだけでは決められないだろう。しかも家族は『今日は何かいつもと違う！』『熱が下がらない！』と職員に言ってくるわけだからね」

O「そういえば、新聞でこんな記事を見た覚えがあります。老健施設で誤嚥（ごえん）して肺炎になった方の遺族が、その施設を訴えたとか……」

N「施設も、そりゃあ何かあれば病院に送るよね」

O「施設での看取りの報酬点数が増えて喜んでいるのは、施設の経営者、オーナー陣だけで、現場は困惑してるのかもしれませんね」

M「それにね、お役所の行動もおかしいんだよ。ぼくの知っているある老人ホームは、肺炎で病院に転院して亡くなった入居者がいて、『転院前にもっと施設で頻回（ひんかい）に痰（たん）の吸引をするべきだった』と厳しく県から指導処分を受けている。つまりこれは『施設で自然に看なさい』ではなく、『そこでできるかぎりのことはして、なおかつ早めに病院に送りなさい』というのが役所の公式見解ということだろう？」

NO「う〜ん」

M「たぶんね、病院に連れてくる家族も、病院に送れという役人も『高齢者は医療にかかわらず自然にまかせよう』『病院での最期は減らそう』という本を読めば、うなずくんだと思うよ。でも現実はこうなんだ」

O「日本人は医療否定ブームは喜ぶけど、官も民もやってることは『病院で看取れ』になっちゃってるんですね。どうしてこういう矛盾が起こるんでしょう？」

N「しかも、本人たちは自分たちが矛盾してるなんて、まったく思ってないだろうね」

M「いろいろな理由があると思うが、ぼくが現場でまず思うのは、日本人は老いと病気を分離して考えすぎなんじゃないか、ということだね」

N「さきほどの平穏死問題と同じで、医者には老衰と病気をかっちり線引きできないという意味かな？」

M「そう。たとえば若い頃から高血圧の人が、高齢になり心肥大で心不全気味になってきた。これは老化とも言えるし、心臓の病気とも言える。このせいで不整脈が出るようになり、薬で発作を抑えるようになったとしよう。ところが年齢を重ねて、薬で抑えられなくなってきた。これも老化とも言えるし、心臓の病気の悪化とも言える」

O「難しい話ですね……」

M「実際に診療している人間の立場にならないと、この『老化とも言えるし、病気とも言える』というのはピンと来ないかもしれない。でも心臓にかぎらず、すべての病気で言えるんだ」

N「でも普通の人は、医者じゃないからそうは考えないよ。病院に連れてくる家族も、いくら高齢でも『これは老衰じゃなく、病気だから早く治療してくれ！』という気持ちだろうね」

M「そう。『病気の部分だけを取り去って、老いだけを残してくれ』ということかな。さきほどの役人たちの矛盾も、たぶん根底は同じだよ。『病院で病気を治して老衰だけにして、施設にもどせ。老衰の最期は施設で自然に看取れ』ということだろう」

O「う〜ん。何か施設の看取りについて国が具体的な指針を作るべきなのでは……」

M「いや、それは難しいね。だって施設でインフルエンザやノロウイルスで亡くなった方がいると、施設長が記者会見で謝罪してるじゃないか。『インフルエンザや感染症の時は治療しなくてはならない』とでもするのかい？」

O「う〜ん」

N「たぶんね、今の日本人は、親の死は、どんなに高齢でも受け入れられないんだ。自然にまかせろと言いながら、最期を自然にまかせるには、日本は制度も心もまだ追いついていないんだよ」

M「ナイスな表現だね」

O「でもね、M先生。ぼくたちは専門的な医学知識がないわけだから、どうしても老いと病気は別物と考えちゃうわけですよ。老いは誰にでも訪れる自然の流れ、病気は原因がある別のもの、みたいな。だってそもそも医療がこの世にできた理由はまさしく『病気を治して、老いだけにする』だったんじゃないでしょうか」

M「ううっ。するどいね（汗）。たしかにそうだ。返す言葉がないよ。でも理想と現実は違う。いざ医者になって何十年も働いていると、本当にやればやるほど、老いと病気は明確に分けられないと気がついてくる」

O「なるほど」

M「ただ、僕が不思議なのはね、医療否定本や『医療にかかわるな』本に、まったく逆のことが書いてあることだ。『病気ではなく老化です』と言う医者こそがいい医者だ、とかね」

O「ああ、書いてますね」

M「医者なら、年を重ねるごとに、逆に老いとはそんな簡単なものじゃないと気がついてくるはず。ああいう本の作者は、大ベテランの医者のはずなのに……、本当に不思議だよ」

●「平穏死」問題をリアルに考えられていないという現実

N「で、話はもどるが、胃瘻否定、平穏死問題も、この老いと病気を分離して考える延長線上とも言えるわけだな」

O「なるほど。胃瘻は『病気の治療じゃなく、ただ老衰の邪魔をしている』みたいな」

M「高齢者医療の問題の中でも、この『口から食べられなくなった時どうするか』というのは最高レベルの難問だと思うんだ。胃瘻チューブが悪者かどうかという単純な二元論にとどまらない深い問題を含んでいる。それをひしひしと痛感したのは、三人の方からいただいた手紙を読んだ時だ」

O「手紙ですか？」

M「うん。健康雑誌の連載エッセイのある回で『平穏死礼賛に対する六つの疑問』というタイトルで文章を書いた時のことだ。内容は、今日君たちに話したような『(平穏死は）間接的な医療否定になる危険はないか？』ということを具体的に書いた」

O「さきほどの熱中症とか、褥瘡とか、血圧、血糖の変動の話ですね？」

M「そう、他にも血圧や心臓、糖尿の薬を内服している人が、口から飲めなくなったら、その治療は終わりなのか？　とかね」

N「医学的な観点からの疑問だね」

M「ところがこんな反論の手紙が編集部に送られてきた。『医療財源がないのに、すべての高齢者に、胃瘻をふくめ、いろいろな医療を与えるのは不可能だ。年金のみならず保険財政まで破綻(はたん)してしまう』という内容だった。財政の観点から考えたことがなかったので驚いたが、残念ながらたしかにそう言われれば、いい反論は思いつかない」

O「でも、M先生もすべての高齢者に濃厚な治療を与えろという意味で書いたわけじゃないでしょう？」

M「もちろんそうだ。ただ具体的な疾患名や医学的な単語をいっぱい並べたから、一般の方が読むと、そう思ってしまうかもしれない。医療関係者が読めば、また感じ方は違ったかもしれないが」

N「それが一通目の手紙だね。あとの二通は？」

M「二通目は岡山の内科の四〇代の医師からだ。その手紙によれば、口から食べられなくなった自分のお母さんに胃瘻を作るかどうか、とても悩んだそうだ。毎日毎日考えて、それでも決められない。ある日の朝、ふっと何かが空から舞い降りてきたように『ああ、やっぱり作ろう』と思ったそうだ」

O「う〜ん。実体験だけにリアルですね。人間が最後に何か難しい決断をする場合は、理屈じゃなく、そんな感じなんでしょうね」

N「それが人間というものさ」

M「この方の手紙の最後にこう書いているんだ。『母は胃瘻栄養で二年間生き、先日他界しました。胃瘻を作ったことを後悔はしていません。しかしベストな選択だったかと聞かれると、なぜか『はい』と即答できないのです』」

NO「……」

M「最後の三通目は、ぼくたちの高校の同級生のI君だ」

N「おおっ！　あの高知県庁のコンピューター関係で働いているI君か？」

M「そう、ぼくの連載を読んで懐かしがって手紙をくれたよ。おばあさんが胃瘻で一年間生きられたそうだ。胃瘻について『今でもわからない。〝平穏死のすすめ〟を何度もくりかえし読み、M君の今回の反論を読んだ後でも、わからない』と書いてあったよ」

N「あの頭のいいI君でも、そうなんだね……」

M「そう。この三通の手紙を読んで、僕は気がついた。胃瘻問題は二つの点で実に特殊だ。普通はAという行動に対して批判がある時、それに反論すれば、Aをしている人は喜ぶだろう。ところが胃瘻は違う。胃瘻批判に対して疑問を投げかけたり、反論しても、胃瘻を作った方の家族は『よくぞ言ってくれた！』とはならないんだね」

O「……」

M「もう一つ。医者でも自分の親に胃瘻を作るかどうか、これだけ悩んでいる。そしてI君のように、本をくりかえし読み、賛否両論よく読んでも答えが出ない」

N「なるほど。だから最高レベルの難問と言ったんだね」

M「そう。ところがだ。さきほどのO君のように『平穏死のすすめ』を一冊読んだだけでみな『素晴らしい考えだ！』と喜び、平穏死の講演会は絶賛の嵐だそうだ。一冊の本で自分の考えが決まるはずがない難問のはずなのに。どういうことだい、これは！」

O「す、すみません……」

N「いやいや、本とは一方的な情報で流れこんでくるからね。読者は、自分のよくわからない部分は忘れて、おおっ！　と思った部分のみが読後感として残るんだ」

M「たぶんそうだろうね。さきほどリアルという言葉が出てきたが、みな本を読んでもリアルに胃瘻問題を考えられていないんだね。『胃瘻につながれる？　ああ～、そんなふうになりたくない』でみな考えがストップしている。『平穏死？　そりゃあ平穏に死ねるんならそのほうがいいよ！』になっちゃうんだな」

N「言葉の力だね。これが『衰弱死』『枯渇死』だったら誰も感動しないだろう」

M「変な話だよ。他人には平穏に見えても、家族には平穏に見えないことだってあるだろうに。誰がこの人の最期は平穏だって判定できるんだろう？」

N「わかるよ。おれも自分の父親の最期を看取った時、母親は『こんこんと眠るように逝ってしまった』と言うんだけど、おれには苦しそうに見えた。呼吸の一回一回が、自分にも苦しいように響いて来るんだ。これが血のつながっている人間の最期というものなんだろうな」

M「胃瘻、平穏死問題の是非を考えるのはなぜ難しいか。それは考えるべき論点、観点があまりにも多いことだ。まず第一の観点は、医学的、医療的な観点」

O「先生が雑誌に書かれた内容ですね」

M「第二に、手紙にあったような医療財源、社会保障としての論点。第三に、老人論、人生論からの観点。第四に人間の尊厳という観点からの問題」

N「とりあえず、われわれ一般人が考える胃瘻問題は、最低でもこの四つの観点があるということだね。でもみな考えるときは一つの観点ぐらいしか考えてないんだね」

●いざ自分の親がそうなった時

M「もう一つ観点というか、視点というか、大事なことがある。胃瘻問題を語る時、世の中のおじいちゃんおばあちゃん一般のことを言っているのか、自分の老後のことを言っているのか、自分の親がそうなった時のことを言っているのか。これもごちゃまぜだね」

O「多くの口から食べられないおじいちゃんおばあちゃんが胃瘻チューブにつながれている描写を読んで、自分の時はこんなことしないでくれ、と思うわけですから、矛盾はないと思いますが……」

N「自分のポックリ願望と、Mが言っていた胃瘻は老人たちの人生の大河ドラマを感じられない、というのが見事に結びついて『平穏死賛成！』『食べられなければもういい！』になるわけだね」

M「いや、ところが、みな自分の親がそういう状態になった時は違うんだ。親は他の老人たちと違って、今までの歩んできた人生、ドラマが見えるからね。簡単に『もう栄養はいいです』とはならないと思うよ」

O「……そうかもしれません。あまり自分の親のそういう状態って考えないんですよね」

N「というか、考えたくないんだよね」

M「でも、その時は必ず来る。そして平穏死賛成と叫んでいた人々もまず、自分の親の時に改めて悩む。さきほどの岡山の先生のようにね。それだけじゃないよ。自分がそういう状態になった時にはさらに愕然とすると思うよ。こんなのとは思ってなかった、ってね。本を読んで考えていたことが、いかにリアルに考えられていなかったかに気がつくだろう」

N「そりゃあそうだよ、自分が寝たきりや口から食べられなくなった時のことどころか、若い頃は五〇代になってこんなオッサンになるなんて、全然リアルに考えられなかったじゃないか（笑）」

O「そうですね。ぼくももうすぐ五〇歳になりますが、いくら若い頃、年配の方が『関節が痛い』『腰が痛い』『近くも遠くも見えなくなる』というのを聞いても〝はあ？〟という感じでした。今まさにそれらをリアルに実感してますが」

N「そうだな。人間は他人の老いたり弱った時の話をいくら聞かされても、自分がその立場になるまでわからないんだ」

M「胃瘻問題だってそうだよ。有名な政治家が『おれは口から食べられなくなったらもう何もしなくていいよ』と発言したのは有名だけど、もしその人がその状態になったら、絶対に『なんとかして元気にしろ！　おれが言ってたのは老衰でヨボヨボになった時の話だ！　こんなんじゃない！』と叫ぶんじゃないかな」

NO「（爆笑）」

M「あらかじめリアルに考えられない例で、こんなのもある。ある家族は主治医と相談して、高齢の親を退院させて、自宅で自然にまかせることとした。ところがたちまち褥瘡はできるわ、排便は一日中するわ、介護で家族はすぐに音（ね）を上げた。で、主治医に対して怒ったそうだ。『自然にまかせるとこんなになるなんて聞いてない！』」

O「変な話ですね。医者に対して怒るべきでなく『在宅介護とはこんなに大変だったのか』と思うべきですよね」

M「自分の親が自分の祖父母を介護しているのをずっと見ていた、ということでもなければ、現代人は、介護をあらかじめリアルに考えるのは難しいだろうね」

N「介護だけじゃないね。年をとることすべてにそうだね。おれが三〇歳の時、定年間近の部長が『現代人は上手に老いるのは難しいもんだ』と呟（つぶや）いてた。当時はまったく意味がわからなかったもんな。最近やっとその意味がわかるようになってきたよ」

M「五〇代は自分の健康、親の介護、子供の就職という三重苦に苦しむ時期だそうだ。こんな当たり前のことすら、若い頃は考えないんだもんね」

●オランダの安楽死容認と、日本

N「法的な観点といえば、オランダは安楽死が法的にOKなんだよね？　よく法案が通ったもんだね」

O「日本ではそういう可能性はどうなんですか」

M「日本では尊厳死法案を作ろう、という意見の人々がいるぐらいかな。あらかじめ本人の意志があれば、医療チューブにつながない、とか」

N「でも、それもさきほどのMの考えに従えば、人間はあらかじめリアルに自分の死を考えられないから、実践は難しいはずだね」

M「そうだね。それに、医療チューブが人間の尊厳を損なう、と平穏死礼賛派は簡単に言うが、まったく逆のことを書いている医者もいるよ。『尊厳を保つには、ある程度の苦しみを伴うのは避けられない』と」

O「なるほど。何もしないことがイコール平穏ではない、と……」

N「おれはね、祖父も、父親も六〇歳で倒れて寝たきりになっちゃったから、こういう問題は大問題だ。胃瘻も、そりゃあ好きじゃないが、でも人生観として、平穏死は認められないな。おれも六〇歳で倒れて『さあ、もう自然にまかせましょう』と言われちゃ困るんだよ！」

O「いや、そういう話は八〇から九〇歳の時の話でしょう」

N「そこだ！　みな『その年になればもういいでしょう』と言う。だが本当にそうか？　六〇歳と八〇歳ってそんなに違うのか？　六〇歳でいやなものは八〇歳でもいやじゃないのか？」

O「なるほど。そういえば、誰の言葉だったか、『二〇年前は昨日、二〇年後は明日』というのがありましたね。人生はあっという間（ま）ですもんね」

M「そうだね。五〇歳の今、一瞬で二〇代の時の気持ちにもどれる。ということは七〇、八〇歳になっても、一瞬で今の気持ちになれるということだね」

N「そうなんだよ！　人生は振り返れば一瞬なんだよ！　だからさっきのオランダの話が信じられない。いくら年をとっても『ああ、これだけ長く生きたからもういいや』なんて思うもんだろうか？」

O「う〜ん……」

N「何歳になっても煩悩（ぼんのう）は変わらないよ。考えてみろよ、二〇歳の時、五〇歳なんてなれば、仕事でもプライベートでも、もう不満を持たず、他人の眼とか、いろいろなことが気にならなくなってると思ってた。……とんでもない。実際この年になってみれば、まったく逆じゃないか」

M「（笑）そうだね。身体にガタがきて、昔できてたことができなくなって、平気どころか、すごくくやしいよね。周囲の目を気にせずわが道を、どころか、周囲の評価が低いのは耐えられないし」

O「若い頃なら『まだこれから！』と思えますけどね。中高年はつらいですよね……」

N「若者と違って、これから下り坂なだけに、そのくやしさハンパないよ。このくやしさ、若い頃は想像もしなかったな。ということはさ、今五〇歳で考えれば、七〇歳、八〇歳なんてもう平気だろうと思うことでも、いざその年になったら、もっとくやしいんじゃないかな」

M「Nらしい人生論だね」

N「だって、五〇歳で身体動いてても、こんだけいろいろくやしいんだぜ。男はな、何歳になってもずっと『おれは本当はこんなもんじゃない』と思って生きてるもんだ。本当に体が動かなくなって、寝たきりになって『はい、あなたはそんなもんだったんですよ。もういなくてもいいですよ』と思われるって、反論できないだけに、こりゃあキツイよ」

M「(笑)」

O「でも、寝たきりのおじいちゃんがみな『おれはまだこんなもんじゃない！』と、Nさんと同じ熱い考えだったら、世の中大変ですよ。やっぱりいろいろな人生観があっていいんでしょうね」

N「そう。おれは酔っぱらうとつい、こういう話をみなにしゃべってしまうんだが、先日二〇代のOLにこう言われて愕然(がくぜん)としたよ。『部長の人生論、何を言ってるのか、さっぱりわかりません』」

MO「やっぱり二〇代には通じないんだ（爆笑）」

N「しかも、『部長、加齢臭がしますよ』なんて言うんだよ、お～いお～い」

O「あらら、泣き出しちゃいましたよ……」

●止まらない「医療否定」ブーム

M「それにしても、『平穏死』にとどまらない。最近は、高齢者向けの老活本、終活本も書店で目白押しだね」

O「それだけみな、老後が不安なんですよ」

N「病気や老いの時の不安をどうするか……、これはもう宗教の領域だもんね。でも日本人はほとんど無宗教だからなあ……」

O「日本人は、なんかそういう時に宗教にはまるのは弱い、みたいなイメージがあって、医療否定本だと、読んで喜んでも『宗教じゃなく、科学的な本だから』と、自分を納得させやすいのかもしれませんね」

N「面白い意見だね。おれのおかんも、そうだったのかもね」

M「まあしかし、『平穏死』礼賛や高齢者医療否定はまだいいほうだ。いろいろな本やネットを見ても、日本人のがん治療への不信感は、他の医療よりも想像以上に深く強いよ。やっぱりがん治療の信頼回復は急務だね」

O「そういえば、先日BSのテレビ番組で、近藤誠氏と有名な外科医の先生が対談してたらしいです。うちの女房と娘が観たんですが、素人目には『外科医が近藤氏に言い負かされていたように見えた』そうですよ」

M「その番組観てないからなんとも言えないが……、でもたしかにこの現状はおかしいね。ぼく自身も先日がん患者の書いたこんな文章を見て仰天したよ。『(近藤氏は科学的だが)医者たちは、科学的根拠のない治療を盲信して、患者に押し付けている宗教のようなもの』」

N「それはまたすごいね。医者は科学的に反論しろ、どころじゃないんだね。医者のほうが、非科学的、呪術(じゅじゅつ)のようなものというんだね」

M「こんな誤解は悲しすぎるよ。ぼくも、がんは専門じゃないけど、糖尿病について書き終わったら、ちょっと自分なりにがんについていろいろ書いてみようかなと、調べているところだ。ところが、調べれば調べるほど、ぼくも混乱してきてね」

O「えっ、まさか、かつてのNさんのように抗がん剤否定派になったんですか？」

M「そうじゃない。ただ、解決できない疑問が多すぎてね。いわば、近藤誠氏への反論を超えて、考えるべき抗がん剤治療の悩みとでもいうか……」

O「近藤理論が存在しなくても、問題点があるんでしょうね」

M「そう。まあ自分の専門じゃないから自信ないけど、がん治療についても何か提言のようなものが書けたらいいなあと思っている」

N「楽しみにしてるよ」

（注1）高知弁で「頑固者」のこと。

第四章　「がん治療」の現在と未来

——余命告知、抗がん剤の延命効果、副作用を考える

●がんと闘い続けてきた人類の歴史

「ぜひ、この本を読んでください！」

と、ある外科系の開業医の先生にすすめられた本がある。

「最先端の抗がん剤治療は、わたしも専門外でよくわからない。しかし、抗がん剤の歴史はあまりにもつらく、むごい。ぜひ、この本を読んでみてください」

と言われるのだ。

その本のタイトルは、『病の皇帝「がん」に挑む――人類4000年の苦闘』（早川書房、二〇一三年）。欧米のベストセラーで、著者はシッダールタ・ムカジー氏、現役の腫瘍内科医だ。この本にて二〇一一年のピュリッツァー賞を受賞している。

いやはや、これはすごい本である。

ムカジー氏は、序章にて執筆動機をこう書く。

「がんはいつから存在したのだろう？

がんとの闘いのルーツは？

わたしたちは今、がんとの闘いのどこにいるのだろう？

どうやってここにたどりついたのだろう？

この闘いに終わりはあるのだろうか？

そもそも勝てる闘いなのか？」

そう、この本はいわば「がん治療の伝記」である。

臨床医は忙しい日々の中で、こういう疑問への思索にゆっくり時間を割いていられない。しかし、本当はすべての医者が、自分の専門分野において考えるべきことなのだ。

たとえばわたしなら「がん」を「糖尿病」に置き換えて考えるべきだ。

とくに「わたしたちは今、闘いのどこにいるのだろう？」は、すべての人間にとって大事なことだ。

『病の皇帝〜』は、人類のがんとの苦闘の歴史を、迫真の筆致で描き出す。読み終わった後、読者もグッタリし、放心状態になるに違いない。

古代エジプトのパピルスにイムホテプは、がんのことをこう記した。

「この病の治療法はない」

そう、近藤氏の意見は、四〇〇〇年にわたる激闘の末にたどりついた治療を「この闘いに未来はない。四〇〇〇年前の考えにもどろう」という原点回帰（？）なのだ。科学の進歩という意味では、他の分野では考えられないことだ。

一つの理由として、あまりにもがんが強敵すぎた。それゆえに、医者は「がんと闘う」ことに必死になりすぎて、患者の状態や人生、その時々での喜び、悲しみなどの感情をすべて無視してひたすら「激闘」を繰り広げたことにもよるだろう。

本とは不思議なもので、その人間の人生観や置かれている状況で、感想や読後感が大きく変わる。

今、人生の上り坂にある若い方々や、プラス思考の方、バリバリ現役の抗がん剤専門医の方々は、この本を読んで、

「やはり、（がん治療の）方向は間違っていない。今後も人類はがんと闘い続け、どんどん効果的な薬ができてくるだろう。あきらめてはいけない」

と前向きにとらえるだろう。

一方、人生を振り返る世代の方はどうだろうか。たとえば、前述の開業医の先生は、今までの闘いの歴史のつらさに涙したわけだ。

わたしはというと……、たそがれ中年になったせいだろうか、読んでいてつらかったほうである。仕事上、親も含め、多くの方々の闘病と最期（がんではないが）を看てきたせいもあるかもしれない。

あなたはどういう読後感を持つだろうか。ぜひ読んでいただきたい。『病の皇帝～』の中に、こういう文章が出てくる。

「がんはわたしたちの人生のすべてに襲いかかる。想像のなかにはいり込み、記憶を占拠し、あらゆる会話とあらゆる思考に浸潤してくる」

わたしはこの文章の「がん」は「がん治療」に置き換えてもいいと思う。

奥さんをがんで亡くされたある整形外科の先生は、「われわれ家族はとても悩んでいるのに、こともなげに抗がん剤治療をされた。あんなに簡単にできるものなんだろうか？」と、かつてわたしに言った。

おそらく主治医の先生には、そんな意識はなかっただろう。だが、患者および患者の家族には、医者がいかにも無神経であるかのように見えるのだ。

わたしもこの文章を書きつつ、自分の診療を振り返ってみて、反省しきりだ。たとえば、内服でどうしても血糖コントロール不良の患者さんにインスリン注射をすすめる場合だ。

インスリン注射は最後の手段ではなく、疲弊した膵臓を助け、再び内服にもどすことを考えてすすめるのだが、それは理想論で、そのまま生涯インスリン注射を続けることも多い。患者さんにしてみれば、インスリンの自己注射を覚えねばならないし、自己血糖測定も覚えねばならない。内服治療より時間も金もかかる。

患者さんにしてみれば、

「こっちは本当に大変なのに、医者はこともなげにインスリン注射を指示しやがって！」

と思っているかもしれない。

抗がん剤をよく使われている消化器内科医の先生に、「こともなげに……」の話をすると、

「え？　だって、抗がん剤で延命してるんだよ⁉」

と目を丸くしていた。わたしにしても、

「インスリンをこともなげにすすめやがって！」

と言われたら、

「え？　だって、インスリン注射で確実に合併症を減らせるんだよ⁉」

と思うだろう。

医者は、自分の専門分野に関しては、知らず識らずのうちに「当たり前」「こともなげ」になっていくのかもしれない。留意すべきことだ。

●腫瘍内科医による『「抗がん剤は効かない」の罪』

さて、「抗がん剤は効かない」論争について、今までの経過と、わたしの意見をもう一度まとめておこう。

①過去の討論、対談集では、近藤氏の「がんもどき理論」や「がんの早期発見、手術は無効」については多くの専門家が反論している。しかし「抗がん剤は効かない」については、専門的な反論が見られない。

②二〇一一年に「週刊文春」誌上に、がん専門医による近藤氏への反論が掲載された。多くの医者はその反論で「決着はついた」と思っているようだが、近藤氏の再反論で終わっているために、一般の方々は逆に「近藤氏が討論に勝った」と思っている。

③抗がん剤治療に人生論は必要だが、不安な時に人生論や心の問題を説かれても、患者の心には響かない。人生論を語るには、信頼という土台が必要だ。その土台が近藤氏の理論でぐらついているわけだから、まずは科学的反論で信頼をとりもどさなければならない。

④しかし「糖尿病に薬は無効」という文章に対して、糖尿病専門医のわたしが反論す

るのも大変である。これが「専門性」というものだ。

⑤だから、わたしをふくめ、一般の医者には、がんの統計の「専門的」分析はよくわからない。

⑥やっぱり、がん専門医、それも抗がん剤を現在使用している現場の臨床医の反論でないとだめだ。なおかつ抗がん剤の統計学の豊富な知識も必要だ。

⑦その反論の目的は、近藤氏への攻撃ではなく、患者さんが治療を選択するための正しい抗がん剤の情報の提示=信頼回復である。

さて、なんとこのわたしの要望に答えてくれた本が、二〇一四年三月にすでに出版されていた！

腫瘍内科医、勝俣範之（かつまたのりゆき）氏の『「抗がん剤は効かない」の罪』（毎日新聞社）という本だ。サブタイトルは「ミリオンセラー近藤本への科学的反論」とあって、「科学的」とはっきり書いている。

この本はわたしが右に書いた条件をすべて満たしている。

まず、著者は現役の腫瘍内科医であり、「週刊文春」誌上で近藤氏に反論し、多くの医者に「これで決着はついた」と言わしめたがん専門医、まさにその人なのだ。

だから「(近藤氏の本は) 医学論文を引用しながら解説しているので、がんの専門でない一般医師や、若手医師にも誤解をもたらしてしまうのではないかと危惧(きぐ)します」と書き、統計にも言及している。これこそわたしの望んでいた本である。

そう、生存曲線や統計について解説するこの本の82ページから106ページが、まさしく「現役のがん専門医」による、抗がん剤についての「専門的」な反論であり、今までの本にはなかったものだ。

また、抗がん剤のハーセプチンについて書かれた「世界に衝撃と感動を与えた薬」は、多くの読者やがん患者に希望を与えるものだろう。

●分子標的薬と抗がん剤の未来

「ハーセプチン」については『病の皇帝〜』の中でも、かなりの枚数を割いて、その作製から実用化までが詳述されている。

要約すればこんな感じだ。

がんという病気がなぜ発生するのか、人類にとってずっと謎であった。しかし長い長いがんとの闘いの歴史の中で、科学者たちはその原因を（「血液化膿説」「ウイルス説」としていた錯誤の時代を経て）「遺伝子異常」であることにまでたどりついていた。

しかし、それを治療と結びつけることはできずにいた。

一九八四年の夏、ある研究者のチームが、あるがん遺伝子を発見した。その名はＨｅｒ－２。

一九八六年、予後の悪いタイプの乳がんに、このＨｅｒ－２陽性が多いことが判明した。

では、そういうタイプの乳がん患者のＨｅｒ－２の活性を阻害したら？　がん細胞の増殖を抑えられるのではないか？

こうして、一九九〇年、Ｈｅｒ－２抗体が完成した。「Ｈｅｒを阻害する」という意味で、ハーセプチンと名付けられた。

これが人類が手にした初めての、分子標的薬という新しいタイプの抗がん剤だ。

二〇〇三年、大規模試験において、ハーセプチンは乳がんの生存率を驚異的に上昇させるという結果が出て、世界を驚かせた。これが勝俣氏の書かれた「世界に衝撃と感動を与えた薬」だ。

ハーセプチンだけではない。

二〇〇五年、欧米においてがんの死亡率が一五年連続、毎年1％ずつ下がり続け、一九九五年に比べて15％近く減少しているという驚くべき事実が判明した。統計学者ドナルド＝ベリーの調査によれば、この減少には、予防、化学療法が同程度の割合で関与しており、ベリーはこう言ったという。

「何一つ無駄な努力はなかった」

そして今も努力は続いている。その後も次々と、新しい分子標的薬が誕生した。その作用機序も多岐にわたり、進化を続けている。抗体のみならず、細胞内の増殖のシグナルを抑えるチロシンキナーゼ阻害薬、Ｒａｆキナーゼ阻害薬などだ。今後もどんどん増えていくだろう。

これを読んで、われわれはどう受け止めればいいのだろう？

抗がん剤治療の未来は明るい？

ネット上に一般の方が書かれた次のような感想が、一般読者の平均的な感想ではないだろうか。

「がんの治療に医者はとてつもない努力をし、それなりの成果は得られているが、その未来はけっして容易ではない」、しかし「がんになっても、その状況に応じて医者と患者が最善の努力をすることが大切で、簡単にあきらめてはいけない」。

おそらく、『病の皇帝〜』を読んで、そう感じられた方々は多いだろう。そしてそういう方々は『「抗がん剤は効かない」の罪』を読んで、近藤氏の「放置療法」の呪縛から逃れられるだろう。

●「今までなんてひどいことをしてきたんだろう……」

だが、冒頭で紹介した開業医の先生の言葉を思い出してほしい。

『病の皇帝〜』という書物が与えてくれるのは「未来への希望」だけではない。

一般読者と、われわれ医者では、少し感想が違うかもしれない。ベテラン医者と若い医者、がん専門医と一般医でもまた違うかもしれない。

ベテランの開業医の先生はこう言って涙ぐんだのだ。

「医者は、がんを治療するという名目の上に、今まで何てひどいことを患者さんたちにしてきたんだろう……」

だが、二〇年後には、今現在われわれが「患者さんのために最善」と思って行なってい

る治療が、

「なんてひどいことをしてたんだ！」

と言われない保証が、どこにあろうか？

もちろんこんなことをいつも考えていては、医療は成り立たないと言われるかもしれない。医者はある程度「慎重な楽観主義者」でないとやっていかれないのだ。しかし「今、この病気との闘いの歴史のどこに自分はいるのだろう？」と時々、自問すべきだ。

驚くことに、『病の皇帝〜』の著者、ムカジー氏自身も、腫瘍内科医であるにもかかわらず、けっしてがん治療の未来に楽観的ではないし、１００％前向きでもない。

「がんとの闘いの過去の努力に何一つ無駄はない！　これからも努力するのみ！」

という文章ではないのだ。

むしろ「個体発生は系統発生を繰り返す」じゃないが、数千年のがんとの闘いの歴史を振り返っているうちに、心身ともに（読者とともに）消耗していったかのような感がある。

その証拠に、最終章では「どうこの本を締めくくればいいか」と悩む文章まで出てくるのだ。

ムカジー氏が、がん治療の未来に楽観的になれない理由の一つは、がんがあまりにも強敵で、今でも未解決の謎の部分が多くあるということだ。

たとえば、すべてのがんに共通する六つの特徴──自律増殖能や、増殖抑制への不応答、アポトーシス（プログラムされた細胞死）の回避などのうち、五つまでは「遺伝子の異常」で説明ができる。

だが、無制限な複製力＝「不死性」については、なぜそれが可能なのか、今でも謎なのだ。

ムカジー氏でさえ「われわれ自身の不死の探求を反映している」などという哲学的なことを書いてお茶を濁(にご)している（？）ぐらいに、謎なのだ。

がんはいわば、増殖シグナルの「経路の病気」だ。乳がんのようにＨｅｒ－２の効能が高いがんの場合はともかく、ほとんどのがんは、一つの遺伝子や、一つの増殖シグナルの経路を遮断するだけでは、がんの増殖を止められないかもしれない。

しかもがんの「不死性」が謎である以上、ある分子標的薬で経路を遮断できても、狡猾(こうかつ)ながん細胞は、新たな経路を生み出すかもしれない。

がんは研究すればするほど、

「このスピードで新薬が開発されれば、がんはやがて克服されるだろう」と簡単には言えなくなってしまうものなのだ。

●では、「現在」の抗がん剤治療は？

がんとの闘い、抗がん剤治療の「過去」「未来」について考えてきた。これらをふまえて「現在」の抗がん剤治療について、考察してみよう。

今後も、副作用が少なく、延命効果が強い新しい分子標的薬がどんどん開発されるだろう。しかし近藤氏は、分子標的薬も「効かない」と主張し、その効果を示す統計論文は捏造であると主張しているのだ。

それに対する専門的な反論は、『「抗がん剤は効かない」の罪』の「臨床試験のデータは〝捏造〟されている？」の章を読むしかない。

他には、「がん治療の虚実」というブログがおすすめだ。がん専門医が書かれており、かなり詳細に近藤氏に科学的にじっくり反論している。ある意味、勝俣氏以上に微に入り細にわたって近藤理論を検証しているので、「近藤氏に科学的に反論しろ！」という方々は必読であろう。

抗がん剤には（科学的に）延命効果はある。これが現在の医学界のコンセンサスである。

だが、これで終わりではない。むしろ近藤氏に科学的に反論したあとからが、始まりなのだ。

胃瘻を作ったおじいちゃん、おばあちゃんなら、

「あの時、胃瘻を作らず死んでいたほうがよかった」

とは家族は言わない。コントロール不良の糖尿病の方が脳梗塞で倒れて、

「ああ、どうせ倒れるんなら、血糖など気にせず毎日好きなもの食べておけばよかった」

とは言わないだろう。

だが、抗がん剤治療だけは、別格だ。

それは、

「抗がん剤に延命効果があっても、患者さんやその家族に喜びとして伝わっていない」

「主治医が余命を告知してもしなくても、患者さんは悲しい思いをする」

からである。

余命告知はつらい。しかし、余命告知せずに、本人が延命効果を理解できるはずはない

のである。

科学的土台はあるとして、やっとこれで心、人生論、幸福論の領域に進めるようである。

もはやこれは近藤氏の説があろうとなかろうと関係なく、わたしが解決できていない、専門医に教えていただきたい難問だ。近藤氏の本に反論するより、ある意味難しい問題かもしれない。

がん専門医は「そんなはずはない！」と言うかもしれないが、ネット上には「もっともっと生きたかったのに、医者になぶり殺され、成仏できない幾千万の霊が……」とまで書いている人もいるのだ。医学的事実よりも、そう「思われている」ことのほうが問題なのだ。

がん専門医にかぎらず、（わたし自身もふくめて）抗がん剤を使用したことのある医者はみな、この悲しい事実を直視すべきだ。

一方、近藤氏のような「がんは放置すれば苦しくない」などの医療否定論を信じれば、心安らかに生きることができる。みながそれを喜ぶのは当然だ。

がん専門医は現在、この難問にどう対処しているのであろうか。

●医師から言われて患者がもっとも傷つくことば

わたしなりに現在の抗がん剤治療を分類、考察してみた。参考にしたのは、まずは第一章で紹介した高野利実氏の書かれた文章だ。

(A)「抗がん剤の効果がとても低いがんの場合」

『「がん治療」のウソ』(宝島新書、二〇一四年)という編著がある。この本の中で、高野氏はこう書く。

「抗がん剤で、患者さんが恩恵を受けられればいいのですが、恩恵はほとんどなくて副作用に苦しむだけ、ということが多いのが現実です」(同書85P)

驚くべき文章である。おそらく(A)の場合のことだろう。

そして、効かない抗がん剤にまですがるのは「溺(おぼ)れるものはワラをもつかむ」状況に似ている、として、

「『これにつかまればいい』と言って、ワラをばらまいているようなもの」(同書103P)

と書く。

しかし抗がん剤治療そのものを批判しているのではなく、抗がん剤専門医でない医者の

処方の決め方、仕方を批判しているようだ。このワラという表現は、第一章で紹介した消化器内科や、外科の先生の言葉とぴったり符合している。あの先生方は、

「だって、患者さんも、患者さんの家族も、何かできることがあればしてください、と（藁にもすがる気持ちで）言ってくるんだよ。選択する抗がん剤がない頃なら別だが、しないわけにはいかないよ」

と言っていた。これが高野氏言うところの「ワラをばらまく」なのだろう。

しかし、待ってほしい。抗がん剤専門医でない先生たちだって、何も好きでばらまいているわけではない。みなまじめな、誠実な先生たちだ。患者さんが「したくない」と言えばしないだろう。

にもかかわらず、なぜ大量に「ワラをばらまく」ことになってしまうのか。

その謎を解く鍵は、勝俣氏の本の中の、この一文だ。

「がん患者さんが医師から言われてもっとも傷つくのは、『もう何も治療法がない』という言葉と、〝断定的な余命告知〟であるという報告があります」（『「抗がん剤は効かない」の罪』141P）

そう、医者が、

「これは効果が低い。投与してもワラになってしまう。したくないな」と思ったとしてもそう伝えれば、患者さんや患者さんの家族は「見捨てるのか!」と怒り「何かできることがあれば」と言う。われわれ医者は、

「わたしは抗がん剤はしないほうがいいと思うので、よそに行ってください」とは言えない。たとえ99%効かないとしても、ゼロではないからだ。自分の手でその1%を0%にすることはできない。

リリー・フランキー氏の自叙小説『東京タワー――オカンとボクと、時々、オトン』(扶桑社、二〇〇五年)を読んでいただきたい。

主人公「ボク」が、進行胃がんの見つかった「オカン」の治療について、担当外科医の話を聞くシーンがある。

外科医は手術ができないことを告げ、抗がん剤について「劇的な効果を得る可能性は、けっして高くない」こと、「患者の身体にかなりの負担をかけること」を告げる。

そこからの二ページにわたる「ボク」の長い心理描写。これは作者の実体験に違いない。

「医者の口調は、もうなんの手立てもない末期ガン患者なのですから、無理をさせて苦痛を与えるよりは、このままそっとお迎えを待ってはどうですか？　と言っているようだった。

（中略）

しかし、ボクはどうしても納得できなかった。そこにある〝どうせ死ぬなら〟という考え方に頷（うなず）く気にはなれなかった。

もしかしたら、抗ガン剤治療を施すことで死期を早めることになるのかもしれない。でも、そこに0・1％でも可能性が残されているなら、その奇蹟（きせき）に向かい、たぐり寄せたい。

（中略）

〝どうせ死ぬ〟じゃない。〝どうしても生きる〟んだ。

（中略）

手術はできません。抗ガン剤も好ましくありません。ならば、医者のあなたは何をするんですかと憤（いきどお）りを感じたが、もうそれならば抗ガン剤治療をしてもらうしかない。

（中略）

『抗ガン剤治療を、お願いします』」

……いかがであろうか。

一小説の中のこと？　いやいや、日本全国の病院で、いま現在も同じことが無数に行なわれていると思うのである。高野氏は「ワラをばらまくな！」と言うが、それは医療側、抗がん剤専門医の側の一つの視点にすぎない。現場はそんなに単純な構図ではない。

一般医と患者、家族の間のそれぞれの思いはこうなのだ。効かない可能性が高いことを知っていても、本人もしくは家族の強い「生きたい」「生きてほしい」「何かしてほしい」という思い、家族の強い愛情、それらすべての集合体が「ワラ」の正体なのだ。

しかし、一般医も肝に銘じておくことがある。たとえば、多くの先生が「効果は低い＝ワラかもしれない」ことを感じつつも、

「でも、詳細に説明して、同意書はとっている」

「効く可能性の低いことは納得のうえで抗がん剤をやっているんだから……」

と言う。だが、それは違う。

さきほどの小説じゃないが、みな抗がん剤の効果の低いことを「納得」などしていな

い。むしろ「ボク」の言葉のように「何もせず、お迎えを待つことが納得できない」のだ。そして可能性については、「ワラどころか、奇蹟を信じている」ということだ。

勝俣氏の本にも、

「転移のある進行がんの六割から八割の患者さんは、自分のがんが治癒可能であると信じているという調査報告があります」（『「抗がん剤は効かない」の罪』146P）

当たり前だ。ワラでない治療だって、「今からがんの治療を始めます」といわれたら、一般の方はショックなのだ。ましてや、効果の低い治療など、誰がワラと思って受けるものか。自分には奇蹟が起きると思わなければやってられまい。

もちろん「だから、ワラをばらまいても仕方ない」と言っているわけではない。医者がしぶしぶ処方するような抗がん剤治療が、正しい使い方であるわけがない。

われわれ一般医も「同意書とってるから、わかってくれてるはず」という考えではだめなのだ。

●「余命」告知と、生存曲線

(B)「抗がん剤の延命効果が期待できるがんの場合」

（A）の場合と異なり、抗がん剤の延命効果を説明し、患者さん、患者さんの家族に選択していただかねばならない。

だが、患者さんに、いったいどうやって説明するのだろうか？

自分の「余命」を知らずして、「延命効果」を知ることはできないはずだ。だが、すでに紹介したように患者さんが医者に言われてもっとも傷つくのは「断定的な余命告知」なのだ。

「何もしなければ半年、でも抗がん剤で数カ月延びるかもしれません」

という「余命告知」つきの「延命効果の説明」をどれだけの人が喜ぶだろうか？

その証拠に、ネット上には次のような怒りの書き込みが見られる。

「親に余命告知しないでくださいと言ったのに、主治医は『今はそういうことはできない時代です』と言って、余命告知してしまった。ひどすぎる」

この方は「余命告知されて、本人がショックを受けないはずがない」と思ったからこそ怒っているわけだ。

現場の医者は「余命告知」はどう考えているのだろうか？

さて、いろいろ調べた限り、見事なぐらいに医者によって意見がバラバラであり、統一されていない。

「個人の情報なのに、個人に伝えないのはおかしい」

と言う医者がいる。

「ある人の残された命の時間を、他人が推測するなんて、そんなことは人間として傲慢(ごうまん)だ」

と言う医者がいる。

「しっかり伝えて、残りの人生を悔いのないように過ごすべき」

と言う医者がいる。

「余命告知は、してほしいかどうか本人の希望を聞く」

と言う病院がある。

勝俣氏は自分のブログで「よいオンコロジスト（腫瘍内科医）の条件」として「はっきりとした余命を告知しないこと」を挙げているし、またあるがん専門医の方は、

「セカンドオピニオンを聞きにくる患者さんのほとんどは、前医に『何の心の準備もなく、あと半年とさらっと言われた』と泣きながら来院することが多い。困ったものだ」

と言われている。やはり余命告知はするべきではないのか……？

しかし、である。

では、がん専門医の方々は、余命を告知せず、どうやって延命効果を患者さん、およびその家族に説明するのだろう？

そもそも余命って、どうやって推測しているのか。

わたしの若い頃は、抗がん剤も少なく、生存曲線などの統計データもなかった。だから、先輩医師の告知の仕方や、自分の担当患者の経験から、自分なりの推測が出来上がってゆく。

たとえば、わたしの場合で言うと、転移のある消化器系がんなら、何もしなければ半年ぐらいか、と経験上思っている。

ただこの経験に依存する決め方では、医者によってバラバラになってしまう。たとえば推定より長く生きられた患者さんや、急速に進行して一、二カ月で亡くなる患者さんを経験したら、告知の仕方も変わってくるかもしれない。

だが、今日では「生存曲線」という統計データがある。

がん患者さんの生存曲線は、一般に「カプランマイヤー法」という方法が使われる。縦軸に患者さんの生存率、横軸を時間経過とし、患者さんの50%が亡くなる時点を「生存中央値」と呼ぶ。

抗がん剤の効果を測る目安は、この中央値が延びるかどうかだ。

たとえば、勝俣氏の本では、

「プラセボ（村田注：有効成分を含まない薬）を投与した人は生存期間の中央値が五カ月、レゴラフェニブ（村田注：抗がん剤の一種）を投与された人の中央値が六・四カ月。つまり抗がん剤治療を受けながら一・四カ月延命したわけです」

というぐあいだ。

われわれはどうしてもこの「生存中央値」を「平均の余命」と考えてしまう。いや、恥ずかしながら、わたしも二、三年前まではそう勘違いしていたような気がする。中央値を余命として告知していた医者も、今まで多かったに違いない。

しかし、がん専門医の考えは違う。勝俣氏もはっきり書かれている。

「この値（中央値）を余命というのは医学的にも間違っています」（『「抗がん剤は効かない」の罪』151P）

また、第三章で触れた里見清一というペンネームの肺がんの専門医は、

「私は、この『50パーセント生存期間』の数字が意味するところを、素人に理解できるよ

うに説明することは不可能だと思っている」（『「がん治療」のウソ』71P）

と書かれている。

ということは、今までの専門医の意見をまとめれば、

「医者に統計的にはっきりがん患者の余命を推測することは不可能。しかしカプランマイヤーの生存曲線で、90%生存期間が三カ月、50%生存期間が半年、30%生存期間が一年、というふうな統計は提示できる。これにより、50%生存期間＝中央値がどれだけ延びたかによって、抗がん剤の延命効果を説明できる」

「つまり、『あと半年です』などという断定的な余命告知で患者さんを悲しませることなく、延命効果を説明でき、選択していただけるのだ」

ということになろうか。

たしかに、これなら「余命告知と延命効果の説明のジレンマ」は解決されたかのように見える。だが……。

●カプランマイヤー曲線の謎

わたしには二つの大きな質問が頭の中に浮かぶ。

一つは、

「この生存曲線を見たって、やっぱり患者さんはショックを受けるんじゃないのか？」

である。なぜなら、よくよく見れば、

「あれ？　抗がん剤使っても、X年後にはほとんど全員亡くなってるのか……」

と、気がつくと思うのである（余命告知の形で言われるよりましかもしれないが）。

あるいは、

「おれはこんな統計の数字じゃない！」

と腹を立てるかであろう。前述の里見氏の表現を借りれば、

「患者さんは自分がどうなるかを知りたいのであって同じ病気の人の予後をお勉強したいわけではないだろう」（↑名言である）

「そういう数字で実感として何がわかるのか？」

おれは一年後生存率100％だ！　そう思わねばやってられない。

その結果、171ページに紹介した、「転移のある進行がんの六割から八割の患者さんは、自分のがんが治癒可能であると信じている」という、本当に主治医の説明を聞いたのか疑問になるような一見不思議なアンケート結果になってしまうのだろう。

そのどちらでもない人は、おそらくカプランマイヤーのグラフや主治医の説明がよくわかっていない。ただでさえ、がんの治療の説明と聞いて、気持ちが動顛（どうてん）している状態なのだ。とくに高齢のおじいさんおばあさんに、「生存曲線のハザード回帰分析では……」なんて理解しろと言うほうが無理だ。

また、仮に患者さんがよく理解し、抗がん剤を選択したとしても、わたしはこの生存曲線そのものに大きな欠点が隠れていると思う。

抗がん剤が延命効果があるのに喜ばれない理由に、第一章に書いたことに加えて「再発の時のショック」があると思うのである。

抗がん剤が効いて、がんが縮小した。本人も家族も喜ぶ。しかしがんが消えたわけではない。また大きくなったり、転移が現われる。それを聞かされた時、とてもショックだ。ここで最初の抗がん剤が効いた喜びがふっとんでしまうのだ。

だが、カプランマイヤーのグラフからは、延命効果が何カ月かはわかっても、再発の時期、再び増大するスピード、再発してからの生存中央値などはまったくわからないのだ（再発してから平均どれぐらい生きられるか、のほうが患者さんにとっては大事かもしれないのだが）。

また、専門家はよく「延命効果がなくても、腫瘍が縮小することにより、痛みなどの症状の緩和効果がありますから」と言うが、患者さんはこのグラフからは、その効果は読み取れない。

二つめの質問は、

「でもそもそも日本全国、患者さんにこのカプランマイヤーのグラフで説明してるのか？」

である。

現在ではどうかわからないが、少なくとも二、三年前は、わたしは見たことがない。

それぞれのがんの臓器、ステージ、使用する抗がん剤の種類によって、それぞれのグラフを用意しなければならないことになる。

外科医や、消化器内科の先生は、ＣＴや内視鏡の写真はいっぱい出してくるだろうが、そんなグラフなど用意していないし、

「まずは、数クールやってみて、がんが縮小するかどうか見てみましょう」

と言うことが多いのではないか。

「50％の方が亡くなるまでの時期」という言い方で説明するのはあまり聞かないが、「五

年後の生存率何%」という形で説明する医者は、何人か知っている。

また、抗がん剤の副作用その他につき、詳細に書かれた分厚い説明書を渡すこともある。だが「がん治療の説明の悪い例」として、「患者さんに分厚い説明書を渡し、〝次回の診察時までに熟読して、抗がん剤治療をするかどうか決めてきてください〟と言う方法」が挙げられていた。悪い例として挙げられるということは、日本全国こういうやり方をしてる病院も少なくないということだろう。

分厚い説明書の中には、カプランマイヤーの式も書かれているのかもしれない。だが、そんなもの、医学知識のない人間にとっては、読んでも読んでもスマホの使用許諾の説明書のようなものだ。長すぎるし、細かいし、難解な専門用語は出てくるし、途中から何を書いてるかよくわからないままサインするだろう。

たしかに印刷物を渡して「自分で決めて」というのは無茶だとは思うが、ただ主治医の気持ちもわからなくはない。

自分の口で「グラフを見てください。50%の方が半年後に亡くなっていますが……」なんて、あまり主治医も言いたくないのだ。自分でじっくり読んで気がついてほしい……という気持ちの表われかもしれない。

さて、最後に一つ残っている。

(C)「抗がん剤で完治するがんの場合」

これは、完治するわけだから、一見何の問題もないように見える。これについては後述する。

●がん専門医のセルフパラドックス

さて、ここまで挙げてきた、がん専門医に教えていただきたい問題点を、もう一度まとめておこう。

(A)の場合は、ワラを渡さなくても渡しても患者さんは悲しむ現状だが、じゃあワラを作らないためにはどうすればいいのか?

(B)の場合は、前項に述べたカプランマイヤーの生存曲線に関する二つの質問である。やはり患者さんは悲しむのではないか?

この答えを求めて、多くのがん専門医の書かれた文章やブログを読んだ。

なかなか明確な答えに出会わない。しかし、読めば読むほどに共通するある表現に気がつく。

それは、

「(まだまだマイナー科で数も少ないが) われわれがん専門医なら、大丈夫」

「一五年前と異なり、今の抗がん剤治療なら大丈夫」

という表現だ。

たとえば、

「腫瘍内科の数は、米国の一万四一五八人に対して日本は八七六人。いかに少ないかがおわかりいただけるでしょう」

「(抗がん剤は) 使い方次第で治る患者さんも治らなくなってしまったり、また副作用対策がしっかりできなければ患者さんの生活の質を著しく低下させたりすることになります」(『「抗がん剤は効かない」の罪』34P)

「抗がん剤の専門家の少ない日本では、しっかりと対応ができていません」(同30P)

「(外科医は) 治ることばかりに集中するあまり、進行がんに対しても『治すこと』にこだわって意味のない治療を重ねたり、『治らない』と認めざるを得なくなった患者さんを

見放してしまったりすることもあるようです」（『「がん治療」のウソ』95～96P、高野利実氏の文章）

などだ。これらは「専門医なら大丈夫」系だ。

また、ここまであえて言及してこなかったが、抗がん剤が嫌がられる大きな理由の一つに、「抗がん剤は副作用が強い」というイメージがある。

この「副作用」に対して、

「一五年前はたしかに、抗がん剤の副作用もひどく、副作用対策の薬も少なかった。だが今は……」

と書いている専門医のブログがあるが、どうなのだろう？

わたしは、この「専門医なら大丈夫」「以前はともかく、今なら大丈夫」的文章は、あまり使わないほうがいいのではないかと思う。

ある方が、

「近藤誠氏に反論するがん専門医は、近藤氏を批判しつつ自分たちの医療も批判しなければならない自己矛盾に陥っている」

と言った。わたしも同感である。勝俣氏の本へのある書評など、

「近藤氏への応援本じゃないか？」

と書いているぐらいだ。

たしかに右に挙げた高野氏の外科医への批判など、まさしく近藤氏がずっと言い続けていることと同じである。

これでは、

「一般の医者は、抗がん剤の使い方も、副作用対策もムチャクチャで、患者さんはつらい思いをする。でも、がん専門医なら大丈夫」

と聞こえてしまうかもしれない。

「やっぱり、近藤誠氏が（外科医、内科医に）言ってきたことは正しかったんだ！」

になってしまうのではないか？

「一五年前はひどかったが、今は大丈夫」的表現は、さらに避けるべきである。

「やっぱり、近藤氏が発言を始めた一五年前まではひどかったんだ！」

になってしまう。これでは、それまでに抗がん剤を使用して亡くなった家族の方々は怒るだろう。

わたしの父が亡くなったのは一四年前だ。がんではなかったが、もし進行がんで、抗がん剤治療をしていたら。

「一五年前はひどかった？　おいおい、おれの父親はそんなひどい目にあわされたのか！」

と受けるショックは大きいと思う。

また、がん専門医志望の若い医者を募集する病院のHPで、「抗がん剤治療は面白い！」という文章を見たが、これも表現を変えたほうがいい。患者さんや家族にとっては「面白い」では済まされない。せめて「抗がん剤治療は奥が深い」にしてほしい。

おそらく、われわれの実感や想像をはるかに超えて、この一五年間の進歩がめざましいのだろう。だからがん専門医の方々にしてみれば、

「こんなに進化した、奥の深い抗がん剤治療を、今、自分たちは医者人生をかけてやっているのに、何で否定されなければならないんだ！」

と言わずにはおれないのであろう。

わたしたち糖尿病専門医が、かつてのSU剤多用の治療の時代を批判されて、

「いや、今は一五年前と違い、非SU剤や、新薬がいっぱいありますから」

と言うのに心情的に近いかもしれない。

しかし、言い訳でなく、やはり抗がん剤と糖尿病薬は意味づけが違う。

ＳＵ剤の場合、本人が食事を頑張れば、ずっと飲み続けて問題ないし、ＳＵ剤の恩恵を受けた方も星の数ほどいる。二次無効の方だって、数年間は合併症を抑えたとも考えられるし、「レガシー効果」のような考え方もあるわけだ。

また、何といっても、ＳＵ剤は本人が嘔吐（おうと）するようなつらい副作用があるわけではないのだ。

●抗がん剤治療の試行錯誤と副作用

わたしが非常勤で講義している大学で、学生に抗がん剤について「自分なら使うか？」とアンケートをとってみた。

その結果をまとめると、だいたい、

「つらい副作用がなく、一〇人のうち九人ぐらいに、二年以上の延命効果があれば、してもいい」

となろうか。

現実の抗がん剤治療の「半年後に50％が亡くなるのを、一、二カ月ずらせる」効果とはずいぶん差がある。これを〝ぜいたく〟ととらえるか、いやいや、一般の感覚は、まさしくこれぐらいだろうとわたしも思う。

90％は効果あり、と言ってほしい。余命も、あと一年というとちょっと物足りない。二年なら、いろいろ準備できそうな気がする。

さて、注目すべきは「90％で二年延命なら、副作用があっても頑張れる」ではないことだ。

つらい副作用があれば、効果があっても、みなしたくないのである。

なぜがんの民間療法の人気がすたれないか。つらい副作用がないからだ。

『病の皇帝～』では、つらい副作用どころか、過去の、抗がん剤で命を縮めるような試行錯誤の時代が克明に描かれている。

いくつか文章を抜粋して紹介しよう。

「今年がんで亡くなる患者は、もう待っていられない」

「自分たちのやろうとしていることが大きな賭けだということは、メアリー・ラスカーも知っていた」

「子供たち全員の命を奪う可能性もあった」

このあと、ＶＡＭＰという化学療法について描かれる。このＶＡＭＰ療法にて、小児白血病患者は、いったんは寛解するも、再発し、次々と亡くなっていったが、

「しかし一度高容量化学療法の成功を味わったあとでは、（医者は）もはや楽観の大きさを縮小することはできなかった。ＶＡＭＰすら不十分だったとすれば？　患者が耐えうる限界までプロトコール（村田注：抗がん剤の投与計画）を強化できるとしたら？」

医者たちはこうしてさらなる高濃度、多剤併用に突き進んでゆく。

そして読むのもつらい、酷い時代に突入する。

「もっとも重要な任務は一人一人の患者を救うことではなかった。（中略）彼らの根本的な目的は、目の前の患者の命そのものを救うことではなく、別の患者の命を救う方法を見つけることだった」

こうして多くの患者が「未来のために」という名目で、抗がん剤によってバタバタと倒れてゆく。

「国立癌研究所（ＮＩＨ）はしだいに、毒工場へと変わっていった」

「みんな、新しい臨床試験をやりたがっていた。（中略）研究所には熱気がみなぎっていた」

「薬の数と投与量を残酷なまでに増やしたにもかかわらず、どのプロトコールの効果も最小限にとどまった」

「狂人めいた地図職人のように、化学療法専門家は一心不乱に、がんを根絶させるための戦略を書いてはまた書き直した」

「副作用が耐えられないほどのものではない、と医者が言う時、彼らが問題にしているのはその副作用が命にかかわるかどうかという点だけだ。たとえ目の血管が切れるほど患者が激しく嘔吐したとしても……、そんなことはいちいち報告しなくてもいいと考える。

（中略）笑みを浮かべた腫瘍医は、患者が吐いているかどうかも知らない」

抜粋では、この本の迫力は伝わらない。ぜひ、すべての人に実際に手に取ってもらいたい。抗がん剤専門医の方々も、

「こんなひどいことをしてきたのか……」

という開業医の先生の言葉の意味がわかるであろう。

一〇〇年から二〇〇〇年前のこと？

とんでもない、これらは一九七〇年代の話なのである！

●名作『さよなら、タマちゃん』が教えてくれること

たしかに今は、分子標的薬という夢の新薬ができた。

だが、本に描かれたこのつらい試行錯誤の日々は、分子標的薬の誕生とは直接は関係ないのだ。

では、この「毒をもって毒を制す」流れの、多くの患者さんの流した涙は、どこにつながっていったのだろう。

そう、この膨大な犠牲のもとに得られたのは、

「ある種類のがんの、抗がん剤による完治」

である。それは白血病と精巣がんだ。

だが、そのかわりに払う代償とは……。

ムカジー氏は、本の冒頭で、自分が担当した白血病患者のカーラを登場させる。そしてこう書く。

「われわれは、カーラを救うために、彼女を奈落の底へ落とさなければならない」

総力を結集した「総合的治療」。ムカジー氏はそれを「総合的地獄」と呼んだ。

「カーラ・リードは二〇〇四年の夏、この地獄のなかにはいった」

しかし、現役の腫瘍専門医が、自らの治療を「地獄」と呼ぶなんて……。完治には地獄を伴う。

ここで、その地獄を経験した漫画家の『さよならタマちゃん』（武田一義著、講談社、二〇一三年）というマンガを紹介しよう。まさしく抗がん剤で完治する数少ないがんである「精巣がん」を克服した闘病記だ。

この本も「がんとの闘い」を考えるうえで必読の書である。実際にあるがん患者会でテキストとして使われているという。

一般の方々のみならず、がん専門医の先生方や、われわれ一般医も必読だ。

講義や教科書でいくら「抗がん剤の副作用――吐き気、食欲不振、口内粘膜の荒れ、味覚異常」なんて読んでも、われわれ医者にそれが実感、体験できるわけではない。

マンガの力はすごい。文章で読んでもピンと来ないであろうことをビジュアルに迫真の力で訴えかけてくる。

「げえぇっ」「おげえぇっ」ともどす主人公。

「まわりで食べ物のにおいがしてるだけで吐きそうになる」

と、配膳の時に奥さんに「カーテンしめて！」と叫ぶ。

食べ物以外のにおい、体臭やインクのにおいでも吐くようになる。

「頭が痛い」「目がくらむ」「体がなんだかざわざわする」

テレビは「バラエティは頭が痛くなる」「報道番組とかは見てられる」だそうだ（こんなこと、医者は知らないよな……）。

グランシリンジという薬の副作用で、背中がゴン、ゴン、ゴンと、「ハンマーで叩かれてるような」痛みで苦しむ主人公。恥ずかしながらこういうものとは、わたしも初めて知った。

そしてこのマンガがリアルなのは、抗がん剤治療が、吐き気や痛みだけでなく、患者さんの心や、家族の心も壊してゆくところだ。

主人公は「治療うつ」になる。顔がピクピクけいれんし、

「来んなっ　来んなっ　もう来んな！」

と奥さんに叫ぶ。

「きつい　きついよおお」

と奥さんにしがみついて泣く主人公。

どんながんの教科書を読んでも出てこない患者と家族の苦しみがここにはある。

実際に読んでいただかないと、このマンガの重みは伝わらないと思う。『さよならタマちゃん』は、涙なしでは読み進めることができない。しかし、最後はさわやかな気分で本を閉じることができる。

なぜなら、主人公の精巣がんは完治するからだ。

ある登場人物は主人公に言う。

「考えようによっちゃあよ、病気も贈り物だよな」

主人公は最後にこう独白する。

「この一年間のすべてを僕は生涯忘れない」

わたしは（C）「抗がん剤で完治するがんの場合」は（A）（B）に比べて問題がないようだと書いたが、しかし忘れてはならない大事なポイントがある。

完治には地獄を伴う。しかし完治するからこそ、その地獄の時期が人生における大事な思い出となる。

地獄の副作用を我慢できるのは、「完治」するからこそ、なのだ。

『さよならタマちゃん』を読んだ後「こんな副作用、とても耐える自信がない。家族にもすすめられない」と思った。主人公は主治医から「六八人中、六七人が完治」と説明を受

けている。完治率99%だ。だからこそ主治医も、

「徹底的に（がんを）叩きます。どんなにつらくてもやり遂げてください」

と主人公に言う。しかしもし完治率50～60%と言われたら、読者はこの地獄の日々にチャレンジする勇気があるだろうか？（がん専門医は、「完治するためには仕方ない」と言うだろうか？）

ましてや「副作用に耐えて、得られるのは数カ月の延命効果」という場合はどうだろうか。

●「抗がん剤をやめる時」の心のケアは

かつて同じ病院で働いたことのある看護師に、研究会でばったり再会した。彼女は、

「今勤めている病院の抗がん剤治療は、副作用が強くても、効果が低くても、やめずに続けるから、見ていてつらいんですよ」

と言っていた。しかしこれは一〇年以上も前の話である。

今は違う。抗がん剤は「途中でやめられる医療」のはずである。

ただ、抗がん剤を中止して「自然にみましょう」となった時に、患者さんの心のケア

が、ちゃんとできているだろうか。それが問題だ。

小説『東京タワー』の「オカン」と「ボク」もそうだった。抗がん剤治療を始めたもののあまり効果がなく、

「もう（抗がん剤）やめよっか……」

と「ボク」は「オカン」に言う。

「それなのに担当医はボクを呼び出してこう言った。

『あと二、三カ月だと思っていてください』」

「ボク」は担当医のこの言葉に腹を立てる。

家族にとっては「抗がん剤をやめる＝あきらめる」ではない。

抗がん剤中止に対する医療側からの心のケアのうまくいかなかった典型例であろう。そしてこういう思いをした家族も多いのだろう。主治医にしてみれば「だって、効果が低いですよと言ったのに、抗がん剤やるって言ったのは家族のほうだよ」と言いたいところだろうが、右の文章を読むかぎり、医療側と患者側との間には、かなりの温度差がある。

しかし治療をやめる時の心のケアは至難の業（わざ）だ。「あきらめた」のではなく、それでいてなおかつ「完治しないこと」を患者さんに受け入れてもらわねばならない。

しかし今後、「がん専門医」ならば、こういう心のケアも大丈夫なのだろうか……？

そういうがん専門医が、次々と養成されていくのだろうか？

しかしわたしだって、えらそうなことは言えない。研修医たちに指導医として糖尿病治療の指導をしていたとき、内服のメリット、デメリットについてはしつこく講義したが、患者さんの治療モチベーションや心のケアまでは話し合っていなかった。

がん患者さん一人一人が、歩んできた人生も、人生観も、目標も、がんの種類も、進行度も違う。患者さんへの接し方や、心のケア、死生観などは人から教えられるものではない。自分が患者さんを看取った経験や、自分の親の死などで、常に上書き更新していくしかないのだ。

考えてみてほしい。『さよならタマちゃん』の主人公が、あのマンガで描かれた地獄の副作用の日々のあと「効果がありませんでした。治療はストップしましょう」と言われていたら、精神的に耐えられるかどうか（主人公の奥さんも）？

そう、抗がん剤治療は、それぐらい人間の心のケアもできるぐらいでないと、国民の期待には応えられないのではないか？

「現実問題として、そこまでハイレベルな心のケアができていない以上、抗がん剤治療はするべきでない」と主張する人が現われた時、がん専門医はどう反論するのだろう？

今回、この章でわたしの提示した多くの質問を「問題編」とすれば、複数の抗がん剤専門医の先生方の現場の声を聞いて、「解答編」が書けたらいいのだが、わたしの力不足にてそこまで至らなかったことをお許し願いたい。

がん治療の専門の先生から見れば、「現場の苦労を知らないやつ！」と思われるようなことも、この章では書いてしまったかもしれない。

わたしもまだいろいろな方の話を聞いて「答えさがし」の途中なのだ。

……医者も変わっていかねばならない。

そして、一般の方々も、医療否定本を読んで快哉を叫んでいてはだめだ。医療が科学的に正しいことを知り、信頼しなくては、主治医もその先の治療に進めない。

患者にとって初めて会う主治医は「知らない」人間なのだから誰でも不安だ。だからこそ正しい情報を「知っている」ことが大事。

それが医療リテラシーというものなのだろう。

『コウノトリ』というマンガの主人公の産科医のセリフを紹介しよう。

「確かに僕らは正解のない決断を患者にさせている。だからこそ正しい情報を正確に伝えて、真剣に患者と向き合って話をしなけりゃならない。そしてその決断に対してベストをつくすんだよ」

第五章　真のスーパー名医とは？

――「老いと余生」に「医療」が介在する意味

●いまの医学界は「清須会議」状態？

土曜日の夜。いつもの居酒屋である。

前回の飲み会から二カ月ぶりに、例の三人の中年オヤジたちが集合したようだ。この二カ月の間に、Mの書いた文章が、やっと健康雑誌に掲載されたらしい。三人の会話にまた耳を傾けてみよう。

O「近藤理論に反論するのって単純じゃないんですねえ」

M「あれを読んだ同期の医者たちからはけっこう怒られたねえ。『近藤理論にかかわるな。おまえのやってることは、むこうの宣伝になってるだけだ』ってね」

O「『医療にかかわるな』にかかわるな、ですね（笑）」

N「おれはね～、今回のMの書いた文章を読んでいて、映画『清須会議』を思い出したね」

O「ああ、その映画、ぼくも観ましたよ」

N「あの映画では清須会議で、羽柴秀吉が柴田勝家を言い負かしてしまうわけだけど、おれたちビジネスマンからみれば、あれはまさしく会議でのプレゼンテーション合戦だ」

O「主張している内容よりも、プレゼンの優劣で勝負が決まるわけですね」

N「そう。秀吉は根回しをし、会議に出る人間を味方につけ、多数決で勝つ。〝おやじどの（勝家）は、戦場でしか力を発揮できない〟という秀吉の言葉は、深いね。ただひたすら戦場で勝つことのみに専念しても、何かが足りないということだ」

M「う〜む。つまりNは、近藤誠氏と医者の関係が清須会議状態と言いたいのかな？」

N「その通り！　映画でも出てきたが〝大衆の心をつかんだものが勝つ〟なんだよ！　一方、医者は病気ともくもくと闘っていればいい、大衆へのアピールは必要ない、という勝家状態。だが、それでは大衆の心はつかめない」

O「勝家は秀吉にプレゼンで勝てない。それと同じく、医者は近藤誠氏のプレゼンに勝てないんですね」

N「それにマスコミや出版界は、近藤氏の味方だろう。立て続けに近藤氏の新刊が出てるからね。しかも最近有名な雑誌で『医者を見たら死神と思え』という近藤誠氏監修のがん治療否定マンガが始まったよ」

O「それは一大事ですね。われわれのように映画好きでフィクションの力を認めている人間でないと、この気持ちはわからないかもしれませんが……」

N「そうだよ。これは大きいよ。清須会議で言うと、丹羽長秀(にわながひで)を味方につけられたようなものだ」

O「そのたとえ、映画観てないとわかりにくいですよ！（笑）」

M「でもやっぱりがん治療は奥が深いね。文章にするのはなかなか苦労したよ」

O「抗がん剤についてのところ、何べんも読みましたよ。まったく知識がなかったんで、読んでびっくりしましたよ。副作用のところとか開発の歴史とか……」

N「おれが考えさせられたのは、主治医から抗がん剤の話があった時の『患者さんの延命効果の受け止め方』だね。『延命効果が数カ月ならあまり意味がないんじゃないか？』と、ついおれたちは思ってしまう。でもいざその時が来ると、患者さんや家族は『数カ月ならもういいや』とは思わないんだね」

O「健康な時に考える命と、いざ病気になった時に考える命は違うということでしょうね」

M「そうなんだ。老いた時のことをわれわれはあらかじめリアルに考えられないなんて批判してたくせに、ぼくたち自身も、がんに関しては、ちゃんと考えられてなかったようだ」

O「なるほど……」

●医療否定ブームで、逆に医療費は増える？

N「でも、マスコミの影響力は本当に大きいよね」

M「まったくだ。インフルエンザで亡くなる方は、日本全国毎年何百人かいる。どこそこの病院で何人亡くなった、と逐一（ちくいち）報道されてた年はみな大パニックだったのに、報道しない年は、みなケロッとしているもんね。報道の影響って本当に怖いよ」

N「医療崩壊報道もそうじゃないか？　一時期やたらテレビで特集組んでたけど、最近はとんと見ないな。報道されないと、なんか改善策が講じられたのかなとわれわれ一般大衆は思っちゃうけど」

M「もちろん解決などしていない。医者の激務、地方の医者不足、医療訴訟、救急診療の諸問題、何も大きく改善はしていないよ」

O「マスコミと言えば……、僕、思うんですけど、この医療否定ブーム、老人を病院に行かせないようにして高齢者の医療費を抑制しよう、という厚労省とマスコミがグルになって、ブームをあおってるんじゃないでしょうか?」

M「う〜ん、まあそれはないね（笑）。厚労省は医療費抑制に血まなこなのは事実だが、予防や早期発見を推進しているわけだから、医療否定にはほど遠い。ただ、ベタなセリフだけど、役人は現場がわかってないから、抑制に効果的でないことも同時にしてるわけだ」

N「前回言ってた、『老人ホームで看取れ』と言いながら、『状態が悪ければ病院に早く送れ』と言うような矛盾（第三章130ページ参照）だね」

O「厚労省が叫べば叫ぶほど、『ホームは老衰のみ』『病気は病院で治せ』というイメージが定着しそうですね」

M「そう、そして病院で亡くなれば遺族は腹を立てる……。ぼくは内科以外のことはよくわからないけど、外科の開業医の方が『役人の指導は矛盾だらけだ！』と怒っていたから、たぶんこういう矛盾は、実はもっともっとあるんだろうね」

O「でも、医療否定ブームで、軽症の受診やコンビニ受診とかは減って、むだな医療費は抑制されるんじゃないでしょうか?」

M「ぼくの同期の医者にも『本当に病院を必要とする人だけ来ればいい。医療否定ブームはありがたいじゃないか』という人がいた。だが、ぼくの考えは違う。受診は減らないよ」

O「あらかじめ病気をリアルに考えられていないだけで、いざとなれば、病院に来るという意味ですか？」

M「そういう意味もあるし、ぼくが言いたいのはね、医療否定だとかいって、ふだん全然病院にかかっていないと、ひとりぐらしの高齢者が激増する近い将来、不安救急という名のコンビニ受診は増えるだろう、ということだ。夕張（ゆうばり）の高齢者医療を立て直した村上智彦（むらかみともひこ）という医師も、同じことをインタビュー記事で言っているよ」

O「逆なんですね」

N「そりゃあそうだ。ふだん病院に全然かかってなければ、軽い症状でも『このまま家で様子見ていていいのか？　実は自分の知らないうちに何か大変なことが起きてるんじゃないか』とおれたち素人は思うよ」

M「そうだろうね。たとえばめまいで受診した時を例に挙げよう。ふだんからずっと内科的にコントロールしている人ならば、医者もめまい止めで様子を見たり、耳鼻科を紹介したりできるだろう。ところがまったく今までのことがわからない高齢者が受診してきたら。脳梗塞や不整脈もきちんと可能性を消していかなければならない。血圧は？　血糖は？　電解質異常はないか？　あらゆる可能性を考えなければならない」

N「医療費、抑制どころか逆にかかるね」

M「ところが、近藤誠氏は『医者に殺されない～』で、ふだん病院にかかることも、健診も否定しながら救急受診は否定していない。矛盾しているよ。患者さんが本当に重症と自分で判断した時だけ救急車を呼ぶと思っているんだろうか？　今でも救急の大半は軽症であることが問題になっているのにね」

O「そのまったく逆もあるんじゃないですか。軽症じゃなく、ものすごく病気が進行した状態で受診してしまうことも……」

M「そう。こんな経験をしたことがある。ある男性は、数年前から全身倦怠感（けんたい）やむくみがあるのにまったく病院を受診せず、とうとう限界が来て救急受診した。重度の腎不全だった。初期の頃に受診していたら、いろいろなことができたのに、もう透析しかない」

N「軽症でも、重症でも、逆に医療費かかるね！」

●近藤誠氏の言葉が受け入れられた理由

M「医療費だけの問題じゃなく、われわれ医者側として、ふだん病院にかからずにいて救急受診が増えることとの大きな問題は、診断や治療で困ることだ。救急をした人間ならみなわかっているはずだ。過去の診療情報は本当に大事だ。たとえば胸痛で受診して、心電図で波形変化があったとしても、以前の心電図と比べなければ、正確な診断は下せない。心電図だけじゃない、胸部レントゲンも、ＣＴも、全部そうだ。『今のデータだけ見て診断できるだろう』なんていうのは素人の考え方だ」

O「そうなんですか。心電図とれば、その時の心臓の状態はすべてわかるのかと思っていました」

M「とんでもない！　みな、そこのところを勘違いしているんだ。たとえばね、かけこみ出産という言葉があるよね」

N「ふだん妊婦健診を受けず、出産の時だけ救急受診することだね」

M「そう、これは一般の人には意外かもしれないけど、危険極まりないことなんだ。医者の側にしても、妊婦の状態、胎児の状態、妊婦の持っている病気、何もわからない。そんな状態で分娩が行なわれたら、何が起こるかわからない。だからかけこみ出産はやめるよう、ふだんから定期的に受診するよう呼びかけているわけだ。でもこれは出産に限らず、どんな症状でもいえることなんだよ。ところが、近藤氏の言っていることは、かけこみ出産を容認しているに等しい。なぜ医者である近藤氏がこういう危険なことを言うのかがわからない」

N「救急をしたことがないんだろうか？」

M「したとしても、三、四〇年前の救急しか経験していないのかもしれない」

N「ただね～、Mには怒られるだろうけど、病院嫌いの患者の立場としてはね、近藤氏の言葉はとてもうれしい言葉なんだよ。だってさ、ふだん病院に行かなくていい！　医者の生活指導受けなくていい！　薬飲まなくていい！　好きなもの食べていい！　しかも苦しくなったら救急だけ受診して治してもらえ！」

O「みなの理想ですね。もう医者がそう言ってくれたらいいなと思うこと全部言ってくれてますもんね。救急で病気を治して、家に帰ってまた好きなことをする、と……」

M「だから、そういう考えじゃ救急でも治らないよ！」

N「そう興奮するなよ。おれたちだってわかってるよ。いくらみなが近藤氏の言葉に喜んでも、いつかは必ず受診はするわけだから、近藤氏の本を読んで医療不信になることは、何のメリットもないとは思うね」

O「矛盾してるようだけど、『がん治療の有名病院』とかいう本も売れてます。日本人の医療観は今混乱してるんでしょうね」

N「医療否定本は、医療不安を取り除こうとしてるようで、逆に不安を増殖させてるんだね」

M「日本人は、歴史上の事実検証はともかくとして、中国、韓国に対して太平洋戦争の時のことをまだ許してもらえないという負の遺産を背負ってしまった。近藤氏も、発言内容が正しいかどうかとは関係なく、医者と患者の間にもくもくと負の遺産を作り続けている。患者のためにも、もうやめたほうがいいんじゃないだろうか？」

●この五年間で医療の問題点は改善したのか？

O「さきほど、マスコミが報道しなくなっただけで、医療崩壊の諸問題は解決していないと言われましたけど、でも医療訴訟の件数は減っているという記事をたしか読んだことがあるんですけど……」

M「しかし、医療に不満を持つ相談や、病院へのクレーム、病院との示談は増えているという説もある。訴訟まで至らなくなったケースが増えたというだけじゃないかな。その証拠に、勤務医へのアンケートでは、『クレームの数や医師患者の信頼関係は改善したか』という質問には『NO』と答える人がほとんどらしいんだ」

N「訴訟件数の軽減イコール信頼回復、と単純には喜べないわけだね。たしかに、近藤誠ブームのように医療不信はひどくなっているわけだからね。おれの会社の同僚で入院したやつは、みな入院中の病院への不満をブーブー言ってるよ」

M「退院してもそういう状態だから、患者さんが病院で亡くなった時などの遺族の不満はもう想像つかないね」

O「相談やクレームは増えているのに、訴訟は減っているということは、病院の対応がよくなってきたということですかね」

M「そうともいえる。だけど、そこは難しいところだ。患者の遺族は『納得できない』と言って病院に来られるわけだ。その時医療ミスやその他何も問題がなくても、遺族に納得していただくよう説明&対応しなければならない。その対応は、たしかにソツなく行なわれるようになった」

O「大変な仕事ですね。ぼくもサラリーマンの時に、一時期商品クレーム対応の部署にいたんで、納得していただくことの難しさ、よくわかります」

N「しかもこっちは商品じゃなくて人の命だからな」

M「昔はね、主治医が一人で対応したり、医学知識のない事務員が対応したりして、こじれて訴訟までいってしまうケースも多かったと思うんだ。今は違う。過去の医療訴訟から学んで、多くの病院が医療相談室を独立部門として立ち上げ、専属の人間がいるはずだ。医学的な知識も持ち、法的な資格を持っている人のこともある。この方々のみならず、遺族との話し合いの際には、医師の代表、看護師の代表も出席し、チームで何回にも分けてお話をする」

O「でも、それでも解決できない場合もあるんでしょう？」

M「もちろん。たとえばある市ではね、そういう場合は、第三者機関や、医師会の弁護士が出てきて、仲介に入ることもある」

N「それなら訴訟の数も減るよね。でもなんかうれしくないな。相談やクレームの数も減って、なおかつ訴訟の数も減っていればいいのにね」

O「それこそ、真の医者患者関係の改善ですね」

M「そうだね、ただ、訴訟にならないように多くの人間が介入すること自身は、方向性としてはしい。なぜなら訴訟になってしまうと、それぞれ弁護士がついて敵同士になってしまうから、もう歩み寄ることも、理解し合うこともできない」

N「裁判だとお互いもう、『相手に敗北を認めさせてやる！』という感じになるからね」

M「仮に裁判で医者の側が勝訴したとしても、遺族は『そうか、医者に非はなかったのか』なんて思いはしない。一生医者を許さないだろう」

O「悲しい話ですね」

●医者には手の打ちようのない医療訴訟の質的変化

M「医療訴訟の件数は減っても、訴訟やクレームの内容が質的に変化してきているように思う。むしろ数よりも、そっちがぼくは心配だね」

N「質的な変化？」

M「うん。医療訴訟といえば、やはり医療ミスの有無が争点だろう。ところがそうではなく、医者がどう対応していいかわからないような訴訟がけっこうあるんだ」

O「昔あった『医者は、重篤な心筋梗塞患者を、もっと早く他病院に転送させるべきだった』という類(たぐい)の裁判ですか」

M「ああ。あれもそうだね。最近もたしか『もっと早く高次病院に転送させるべきだった』という判決があったような気がするな。あと、やっぱり多いのはね、『医者が～の検査をしておけば、もっと早く診断できたのにしなかった』というクレームね。そんなこと言ってたら、レントゲンに異常なくても、みな肺CT撮らなければならないし、脳CTで異常なくても、みな脳MRI撮らなくちゃいけなくなってしまうよ。もう医者としてはどうしていいかわからないクレームだね」

N「その一方で医療否定派は『被曝のおそれのあるCTを撮りすぎ』と批判しているのにね」

O「ご都合主義ですね」

M「そういえば、がん告知に関するまったく正反対の二つの訴訟の記事を見たね。一つ目は、外来で進行がんを見つけて、主治医がその場で本人に告知せず、家族とともに来院するように伝えたところ、その後来院しなかったというものだ。後日、本人が亡くなられた後で遺族が『告知しておいてくれたら何らかの治療ができたのに、医者がそれを怠（おこた）った』といって訴えたんだね」

N「……」

M「二つめは、本人にがん告知したところ、ショックで精神的に参ってしまった。それで家族が、『自分たちに相談せず、本人にいきなり告知したのは医者の手落ちだった』といって訴えてるんだね」

O「告知してもしなくても、訴えられるんですね……」

M「詳細な内容を読んだわけじゃないし、それぞれに言い分はあるだろう。ぼくが言いたいのはね、こうだ。医療否定ブームの中、がんや高齢者医療に対して考え方がみなバラバラの混迷状態だ。このままがんや高齢者が増えていけば、医者の誠意や説明や努力ではもうどうにもしようがない、こういう訴訟がさらに増えるんじゃないかと心配なんだ」

O「……」

M「時には人殺しのように言われるからね。普通は個人で訴えられたらその人間はつぶれるよね」

O「つぶれないためにはどうするんでしょう?」

M「う〜ん。たとえば外科医なら、訴えられても、『おれはおれにしかできない手術で多くの人の命を救っている。ここでリタイアしたらその人たちが救えない!』と前向きに考えなければやってられないんじゃないかな」

N「プロとしての強烈なプライドだね。でもそれって、『白い巨塔』で訴えられた後の財前教授みたいだぜ？」

M「本当だね（苦笑）。現実にはそれも難しく、訴えられたら『もうメスを持つことはない』と言う外科医もいるようだよ」

●『最強の名医』は、究極の医師像なのか？

O「財前教授といえば、M先生は、ドラマに出てくる名医をとりあげて医療を論じた文章を昔書いてましたね」

M「『スーパー名医』幻想の話ね。名作『白い巨塔』では、よく言われているように、手術でミスしたわけではない。財前の手術は完璧だった。術前術後のケアに配慮が欠けていたことこそが問題だった。にもかかわらず、手術の予後がよくなければ、なんらかの医療ミス、もしくは何かを隠してる、というイメージが出来上がってしまった。これは間違いだ、とぼくは書いたんだ」

O「でもその後も、医療ドラマの主人公は、手術を完璧に成功させる名医ばかりですよね」

N「まあ、ドラマだからな。『最強の名医』（テレビ朝日系列「木曜ドラマ」枠で二〇一一年より断続的に放映されている医療ドラマ）も、その典型だね」

O「そうですね。誰かも言ってたけど、主人公の相良（さがら）先生（ドラマでは沢村一樹（さわむらかずき））の話というよりは、森山（もりやま）先生（ドラマでは高嶋政伸（たかしままさのぶ））の成長物語ですね」

N「Mの目から見て、相良先生はどうだい？　あれが究極の名医像でいいのか？」

M「たぶん、でもあれが、現在における患者さんの希望する外科医像なんだろうね。ドラマとしては最強だろうが、もちろん医学的に最強かと言われると困る。たとえばね、メモしてきたんだが……」

N「おっ、分厚いメモ帳を出してきたね（笑）」

M「二〇一一年放送の第一シリーズ第一話で、三〇〇〇分の一の確率の合併症が起こり、術中に亡くなった患者さんの話が出てくる。その時の相良先生のセリフだ。

『三〇〇〇人に一人とか、何パーセントの確率とか、そんなの医者の逃げ口上です。患者さんにとって数字なんか関係ない。生きるか死ぬか、五分五分の賭けなんです』

医者の逃げ口上という表現は納得できないが、言っていることは正しい。ぼくもそう思う。一人一人の患者さんにとっては、命は100%か0%だからね。医者もみな手術の成功率何%とか言いながらも、そういう思いをしているはずだ」

N「たしか、そのあと相良先生は、『だから患者さんの信頼を絶対裏切ってはいけない（手術を失敗してはいけない）』とか言うんじゃなかったっけ」

M「そうだ。しかし、現実には世の中の手術の100%が成功しているわけではない。難手術ならもちろんのこと、難手術でなくても、合併症が起こることもある」

N「そりゃあそうだ」

M「で、相良先生はこの理想と現実のギャップをどう解決するのか？　と不思議に思ってたんだよ」

N「どうするんだったっけ？」

M「第二話で難手術を前に、相良先生はこう言うんだ。

『ぼくは失敗しません』『（中略）医者が最初から失敗を想定して自己弁護を先に出したり、逃げ道を造っておくのは、最低だ。もし失敗したら（中略）土下座して謝ります。それで許してもらえないなら医者をやめる（後略）』」

N「うん、なるほど。つまり外科医の究極の名医像は、こうだな。術前に、成功率何%とか、合併症何％とか言わない。『100％成功させます』と確約する。そして、実際に100％成功させる」

O「手術が成功しなければその医者はダメ医者、という『白い巨塔』的誤解がさらに進化しちゃったんですね」

N「そういや、『わたし、失敗しないので』とか言う女医が主人公のドラマもあったな……」

M「ドラマでは、主人公は本当に100％手術を成功させていくから、ストーリーの破綻(はたん)もなく、物語は進行してゆく。しかし現実でこの術前の確約をやっちゃうと、成功しなかった時にどうなるだろう？」

O「家族は『100％といったのに！』と、もっと激怒するでしょうね」

M「だが100％確約しない医者は、逃げ道を作る、自己弁護ダメ医者と言うんだから……。医者はもう前にも後ろにも進めないね」

O「これはですね……。塾の講師の経験として言わせてもらうと、現代日本人のプラス思考の敗戦処理、フォローのマズさが見事に出ている典型例ですね」

N「ほう？　なんか一家言ありそうだね」

O「最初から失敗を想定してはだめだ……。この考え自身は間違ってはいません。何かをなしとげるときに、『だめかもしれない』なんて思いながらやって勝てるわけがない。『必ず勝つ！』と思った人間のほうが勝つ」

M「そうだね。ある外科医も『どんな難手術でも、失敗するかもしれない、なんて思いながら手術をするわけではない』と書いてたね」

O「そう。本人はそう考えながらやらねばならない。ただ、それでも失敗することはある。その時、どう周囲がフォローするか、です」

N「周囲のフォロー？」

O「受験生はそうですよ。われわれ塾の講師は『必ず合格するぞ！』『落ちた時のことなんか考えるな！』と、受験生を送り出す。でも合格しない生徒も必ず出てくる。その時こそ、われわれの出番です」

N「ほう、どうするんだい？」

O「それは、塾の企業秘密だから具体的には言えませんが……、本人が今後の人生で前向きになれる敗者復活戦を用意してあげることですね。大変ですけどね」

M「落ちた時のことを考えるな、という言葉に矛盾してるけど、そこを突っこんじゃいけないわけだね」

O「そうです。外科医の手術も、１００％確約に矛盾してるけど、だめだった。そこで治療チームとして、敗者という言葉は適切でないので使いませんが、『復活戦』を準備してあげないと」

N「しかし受験生の場合は、第一志望に合格しなくても、そこで人生が終わるわけじゃない。患者さんの場合は、手術が失敗すれば、復活戦も何もそこで本人がいなくなってしまうからな……」

O「そうなんですよ……」

M「周囲のフォロー、復活戦か……。面白い考えだね。また医者の間でも話し合ってみるよ」

O「ありがとうございます」

M「この考え方、抗がん剤治療にもあてはまるかもしれないね。自分のがんは１００％消える！　と信じて、みな頑張る。でも効果がなかった時、そのプラス思考のフォローが日本人はできてないいんだね」

N「前にも出た、抗がん剤を中断する時の心のケアができていない、というやつだね」

●高度専門化がもたらす功罪

O「M先生は、かつて『神の手』外科医の功罪についても書かれてましたよね。でも、その後の世の流れとしては、やっぱり100%手術を成功させる超人的な外科医を望んでいる、ということなんですね」

N「そうだね。最近では何といっても、天皇陛下の心臓手術をされた天野篤（あまのあつし）先生が有名だよね」

M「天野先生の書いた本を読むと、本当にかっこいいんだ。『自分の命にかえても手術を成功させてみせる』とかね。天野先生の本を読んだあと、自分の書いた文章を読むと、ダメ医者の言い訳みたいで本当にかっこわるく思えて落ち込むよ」

N「医者が目指すべきものは、やっぱり高度な専門的技術をとことん磨（みが）くこと、ということなのかな」

M「正確に言うと、高度専門分化だね。だって、どんな一流の心臓外科医だって、食道がんの手術をしろ、と言われてもできないよね。いや、心臓にしぼってもそうだ。天野先生だって、心臓のバイパス手術の件数や成功率は日本一でも、心筋症や弁置換術となるとまた違うだろう。つまり成功率100%の『最強の名医』を目指すためには、自分の専門領域をしぼってしぼって、経験を積まねばならないことになる」

O「ぼく、思うんですけどそこまで一流レベルにいけば、それでいいと思うんですよ。心のケアを語る前に科学的土台が必要、ってM先生は結論されてましたけど、ここまでいけば土台がどっしり大きくて堅固で、もうその必要もないと思うんです」

N「土台そのものが、もうアイデンティティだからね。患者さんだって『神の手』に手術してもらえるということで、信頼しきっているだろう」

M「そうかもしれない。でも一般の医者はそんな土台（＝驚異的な技術）はないから、やっぱり『専門のことしかわからない』『技術ばかり追い求めて心がない』とか叩かれちゃうわけだ」

N「それを聞いていると、専門分化って本当にいいのか？　という気もするね」

O「でも専門分化しないと、医療技術は進歩しませんよね。進歩したからこそ、多くの人の命が救われるようになったわけで……」

M「そうだね。みな、たとえばかつてのかかりつけ医のように、いざとなればすぐ往診にきてくれるような、目に見えて心に響く医療を求めつつも、同時に手術成功率100%のスーパー名医を望む。要求はどんどん高くなっている」

N「厚労省は専門医を多く作ろうとしているわけだね」

M「いや、ちょっと違う。厚労省も試行錯誤しているように思える。その結果、出てきたのが専門医と総合医の両方を育てるという考え方だ。技術と心のケアをもうはっきり分離させて、それぞれが患者さんたちの要望に応えるというわけだ」

N「う～ん。つまり高度な技術は専門医の担当、総合医は、かかりつけ医や往診医としてカバーする、ということだね」

O「医療不信の世の中ですから、厚労省は、専門医や標準治療の充実によって、科学的『土台』をせっせと作ろうとしているのかもしれませんね」

N「そういう意味では評価できるね」

M「地方診療も、総合医のかかりつけ医が増えるのはいいことかもしれないね。ただ気になる問題点もいくつかあるよ」

N「たとえば？」

M「たとえば、整形外科の開業医の先生がこう言っていた。『できるだけかかりつけ医としてすべての疾患を診て、専門治療の必要な時だけ大病院に送れ、と言っているように見える。でもおれたち整形外科は内科、皮膚科は診れないよ！』……。たしかに、ぼくも内科以外の疾患は自信ないね」

O「昔のかかりつけ医のようにはいかないんですね……」

M「あと、救急はどういう位置づけになるのかな、と思うね。救急のおかしな訴訟が増えないかな……。心に残っている医師会の文章がある。『完全なる救急と、完全なる看取りを望めば、医療は完全に破綻する』」

N「そりゃあそうだ。どこの救急に行っても、あらゆる病気の専門医がいて、しかも在宅や老人ホームには二四時間総合医が駆けつける、なんて不可能だよ」

O「でも、みなそれを望んでいるんですよね」

M「恐ろしいのは、この医師会の文章が書かれたのは、もう一四年も前ということだ」

●医者は強盗よりタチが悪い？

N「医療訴訟、名医幻想、救急、技術と心のジレンマ……。Mが昔書いていた多くの問題点は、この五年間で何も大きく改善などしていないんだね……。むしろ迷走している問題もあるということか」

O「一時定着していた医者性悪説は、その後どうでしょう？」

M「よくないね。ある先生は『今の抗がん剤否定ブームは、一五年前と異なり、医者性悪説とくっついているから、すごく手ごわい』と言っていた」

O「平穏死ブームとあわさって、強固になっちゃったんですね」

M「そう。抗がん剤治療では完治しないとわかっていても、医者はなんとか患者さんを悲しませまいと思って、抗がん剤を使わざるを得ない。でも、医者のそうした気持ちは伝わっていない。そればかりか不信感を生んでしまった。近藤氏はそのはっきり言えない部分を『治りませんよ！』と伝えることで、ヒーローになったわけだ」

N「普通はそこで、『そうか、医者も伝え方に苦しんでたんだ』となってもいいはずだが、『そうか、医者にだまされて抗がん剤使わされてたんだ！』になっちゃったんだね」

O「本当ですね。そこはやっぱりベースは医者性悪説でしょうね」

M「近藤誠氏は、『医者に殺されない47の心得』の9ページで、『医者は強盗よりタチが悪い』と書いている。世の中の職業で、こんなこと言われなけりゃならない職業があるだろうか？」

O「それはひどいですね」

N「どの会社でも業界でも『XXは、強盗よりタチが悪い』なんて書かれたら、大激怒だろう。医者だけはいくら叩いてもいいと思っているのかな？」

M「性悪説の基本型はやはり『医者は患者のためではなく、金儲け（かねもう）のために薬漬け、検査漬けにする』というやつだね。そんなこと、ぼくたち医者は誰も考えてないんだけどなあ……」

N「おれたちが高知で高校生だった時にも、その批判、聞いたことがあるぞ？　ということはもう四〇年近く日本人は同じことを言ってんのか？」

M「今回もね、近藤氏の本の検査漬けのところを読んで『やっぱり医者もお金のために検査してたんですね！』と書評に書き込んでいた中年男性がいたな。がっかりだよ。どうして一人の人間の書いたことを読んだだけで『やっぱりそうだったんですね！』と思うのかな？」

O「やっぱり心の奥底に、医者性悪説がインプットされているんですね」

M「もう一つはね、やっぱり今の世の中の状況だと思うんだ。不景気でどの会社も黒字至上主義に追われて必死だよね。たぶん営業マンは上からノルマを課されて大変だろう。お客さまのために、なんて言ってられないんじゃないかな。医者も同じで金勘定（かねかんじょう）ばかりしていると思いこんでいるのかもしれない」

N「うむ……、証券マンとして耳が痛いね。まあそこで上司の言うことを聞かないと、おれみたいに窓ぎわ部長になってしまうわけだが」

O「たしかに、ぼくが昔働いてた会社の先輩が、やめる時に『いくら仕事とはいえ、ひとりぐらしのおじいちゃんおばあちゃんたちに、ひどいことをしてきた』と言ってましたからね……」

M「そうだろう。で、実際、ほとんどの病院も赤字だ。『医者も上層部から責められて、患者のためではなく、病院のために検査、薬をいっぱい出してるんだ』と言われたら『そうなのか！』と簡単に思ってしまうんじゃないかな」

O「つまり、医者をそういうふうに思ってしまうのは、黒字至上主義で苦しんでいる仕事中の自分を映す鏡かもしれないですね」

N「諸手（もろて）を挙げて賛成はしないけど、100%否定もしないよ」

M「医者の検査が増えるのはね、黒字のためじゃない。さきほどの『～の検査をしておけばよかったのに、しなかった』と後で責められるジレンマが最大の理由だね。『胸部レントゲンではわからない疾患を診断するためです！』と言って、救急で毎回CTを撮る研修医がいたとしよう。でもそういう訴訟がある以上、指導医はどう言って止めたらいいかわからないもの」

N「医者も、患者が信頼してくれてるとは思えないんだね。医療不信というより、残念ながらもう相互不信だね」

●高齢者に医療はどうあるべきか？

N「最後に一つ、Mが昔から言っている大きな問題が残っているね。先日、日本の男性の平均寿命も八〇歳を超えたそうじゃないか。超高齢化社会じゃなく、超高齢社会になってしまった今、老人医療はどうなってしまうんだい？」

M「うん。さっき紹介した医師会の文章もこう続くんだ。『超高齢者社会になっても、みなその現実が誰も理解できていない。皆保険制度の崩壊はないと信じている』。だが、このままではたしかに未来が見えない」

O「そういえば、先日ある経済雑誌が『医療危機』というタイトルで出してましたね。サブタイトルもまさしく『団塊世代の後期高齢者化に医療が追いつかない！』でしたよ」

M「そう、あれはマンパワーなど医療のハード面の危機と、その対策を特集した号だった。ハード面に関してはその記事のとおりだと思う。問題はソフト面だ」

N「死生観や老後論だね」

O「ぼくたち三人とも、高知に老いた母親がひとりぐらしじゃないですか。これはまさに現実そのものですよ」

M「一番の問題はやはり、前にも触れたように、『老い』と『病気』を分けて考えようとしているところだね。だから『年とったら医療はもういらない』『余計なことせずに自然に逝かせろ』となる。だが実際には、この二つは分けられないものなんだ。それに当事者の思いはどうだろうか」

N「というと？」

M「われらが故郷の高知新聞に、ある記者の書いた『死因に憤慨』というタイトルのエッセイが載っていた。うちの母が切り抜いて送ってきたよ。内容は要約するとこうだ。その記者の祖母は、元気な八五歳だ。その祖母が、八七歳で亡くなった方の死亡記事で、死因が『老衰のため』と出ていたことを『おかしい』と指摘したそうだ。八八歳の友だちと、『老衰らあて失礼やねえ』と盛り上がったということだ」

N「八八歳でも死因が老衰といわれると怒るということなんだね」

M「みな若い時は八〇歳、九〇歳になったら『もう年なんだから医療の世話にならなくていい』と思っている。だが現実にその時になれば……」

O「『年のせいじゃない。病気の部分を治して』と思うんでしょうね」

M「そう、何歳になったって、熱が出たり、咳が出たり、腹痛があれば治療してほしい。当たり前だ。食欲低下や全身倦怠感だってきっとそう思うよ。救急医の方で『高齢者の肺炎はもう治療しなくていいんじゃないか』なんて意見を聞くとびっくりするよ」

N「ほとんどの日本人が『高齢者が増えすぎた。年とって弱って死ぬのは老衰で、病気じゃない。もう治療しなくていいんじゃないか』と言い続けている。しかし高齢者たちは『自分の弱っていくのは年のせいじゃない』と思っている。このギャップのまま、団塊の世代が高齢化していっているわけだね」

O「われわれも自分が八〇歳、九〇歳になれば、そう思うんでしょうかね」

M「そこまで長生きすれば、だけどね」

N「おれたち五〇代でも、二〇代の時に想像してた『知命』の境地にはほど遠い。たぶん八〇歳、九〇歳の気持ちはその時になってみないと絶対わからないんだよ」

M「そういえば、ある老人内科専門の医者の話では、七〇代、八〇代の性の悩み相談はとても多いらしいよ。日本ではこういう話はあまり表に出さないのでみな知らないだろうけどね」

N「びっくりだね。つい、『その年ならもういいじゃん！』と思ってしまうけど、医療と同じなんだろうね」

O「もういいと思うかどうかは、その年齢になってみないとわからないということですね」

●寝たきり高齢者の医療の意味を問い直す

N「ただね、今話に上がったのは、元気な高齢者たちだろう？『平穏死』にしても『医療にかかわるな』にしても、寝たきり高齢者のことを言っているんじゃないのかな」

O「そうですね。つまり急性期は治療しても、いつかは寝たきりになりますから、そういう慢性期をどうするか、ですよ」

M「う～む。寝たきり高齢者に医療を与える意味は何か。どこまで医療を与えるのか。これは難しい問題だ。しかしだよ、急性期と慢性期は、ひとつづきだからね。たとえば、高齢者の心筋梗塞を血管内にステントを入れて緊急治療した。そのあとは、ステントが詰まらないように、抗血小板剤を投与しつづける。これだって、医療だよ」

N「まあ、そうだろうけど……」

M「まあ、そこまで言っているときりがないので、あくまでみなのよくイメージする『寝たきりで自分で食事ができない、意思疎通も難しい高齢者に、延命医療を続けることの意味』にしぼって考えよう」

O「胃瘻（いろう）や、チューブ栄養、点滴ですね」

M「そう、そういう入院患者を多く見ている病院はいくらでもある。実はそういうある老人病院で講演した時に、講演後にその病院のナースたちから仰天することを言われたんだ」

N「ほう？」

M「彼女たちはこう言ったんだ。『先生の、安易な医療否定ブームへの反論されるお気持ちはよくわかります。ただ、現場で毎日多くの寝たきり高齢者の胃瘻を管理しているわたしたちとしては、毎日みな〝ア～ウ～〟としか言わないし、家族も全然会いに来ないし、〝胃瘻って何のためにしてるんだろう？〟〝この人たちは幸せなんだろうか？〟〝わたしたちの看護はこの人たちの役に立っているんだろうか？〟と悩むんです。今日の先生のお話を聞いてもやっぱりわかりません』って。恥ずかしながら、ぼくはまったく答えられなかった」

NO「……」

M「現場で働いている看護師さんたちはみな若い。二、三〇代かな」

N「四、五〇代になれば師長などの管理職になるだろうからな」

M「おれたち中高年でも八、九〇代のことが想像できないぐらいだから、若い彼女たちにはさらにピンと来ないだろう」

O「彼女たちの気持ちもわかるような気もしますが、何かショックですね」

M「たしかに気持ちはわかるんだよ。ぼくだって高齢者病棟の往診で血糖管理していると『食事もとれない寝たきりなのに、何のために血糖コントロールしてるんだろう？』と思ってしまうことがあるからね」

●「老い」を語るうえでの大きな「タブー」

M「で、ぼくはその講演からの帰りの新幹線の中でずっと考えていた。胃瘻を管理している現場のナースでさえ、胃瘻を喜んでいない。しかし、ちょっと待てよだ」

O「何ですか」

M「同じように寝たきり高齢者たちの介護病棟があったとしよう。動けないし、ア～ウ～としか言わない。家族も会いに来ない。毎日介護だけれど、食欲と嚥下（えんげ）機能は大丈夫で、食事は朝昼晩しっかり食べる。胃瘻はない。どうだろう？　この病棟なら、さきほどのナースはやりがいを感じるんだろうか？」

O「……やっぱり『毎日何をしてるんだろう？』と思うかもしれませんね」

N「……胃瘻、関係ないね」

M「胃瘻や点滴、チューブをみな批判するけど、それらがなかったら『素晴らしい寝たきりの日々！』と思うんだろうか？」

N「とうとうMは、言ってはならないタブーにたどりついちゃったね。おれも昔から思ってはいたよ。日本人はエベレストに登る八〇歳や、詩を書く一〇〇歳は賞賛しても、何もしていない寝たきり老人の存在意義がわからないんだ」

M「昔は、『おじいちゃん、おばあちゃん、今まで頑張ってきてお疲れさん』という感じだったんだろうけどね」

O「今は、高齢者があまりにも増えたのと、寝たきりの期間が長いからでしょうね」

N「寝たきりにかぎらない。今の日本人は『老人』そのものの存在意義がわからない。こんなに増えすぎた以上、こんなにいっぱいいても仕方ないと思っている」

O「言っちゃいましたね。それも口に出してはいけないタブーですね」

N「言っちゃったけどね（笑）」

M「このタブーをはっきり書いている人がいる。ビートたけしだ。『新潮75』（二〇一三年『新潮45』十一月号別冊）という文章の中で、冗談っぽく『七五歳以上はくじ引きで末尾何番は死刑』『七五歳からは医者にかかっちゃいけないという法律を作った方がいい』などと書いている」

N「それは、毒舌のビートたけしだから書けるんだよね。他の人が書いたら大問題だよ」

M「こうも書いているよ。『自分の親は長生きしてもらいたいと思っても、他人のジジイ、ババアなんか早く死んでほしい、そのほうが日本のためだ、と思っている日本人は大勢いると思う』」

N「……」

O「でも、ビートたけしは、老人が頑張る映画も作ってますからね。老いのタブーを知らないようにふるまう現代日本人に皮肉を言ってるのかもしれませんね」

M「でも日本人のこの老いの悩みは、中世はもっとつらいよ。自分の親でさえ、邪魔だったらしい。童話『舌きりすずめ』の原型は、『宇治拾遺物語』らしい。もともとは、年をとって邪魔者あつかいされていた老母が、宝物を見つけて、やっと子供たちから大事にされる、という話なんだ」

N「まあ当時のほうが、農民は食料も少なくて大変だっただろうからな。姥捨て伝説の世界だね」

O「そういえば、徳川綱吉の『生類憐みの令』は、老人を大事にしろ、という意味もあったという説もあります。学術的にどうかは知りませんが」

M「そう考えると、現代の年金制度と国民皆保険制度は、本当に素晴らしい制度なんだがな」

N「でも、『老人がいっぱいいても仕方ない』という考えは、その制度と正反対の思想だよね」

M「そうなんだ。みな自分の老いた親は大事だが、他人の親には冷たい。ましてや寝たきりの老人には本当に冷たい。この考えは社会保障の根元を崩す考え方なんだが……」

O「そういえば、テレビの討論番組でこんなシーンを観ました。ある若い芸能人が『自分の祖父母ならともかく、何で見知らぬ老人たちのために、税金を負担しなければならないかわからない』と発言したのに対して、ほかの出演者が『社会保障の概念を何だと思ってるんだ！　個人はみんなのために、みんなは個人のために、だろうが！』とやりこめてました。さすがにその若い芸能人もあわてて『いや、老人がただ病院に行くだけとか、むだな医療の話です』と言い訳してたけど」

N「まあ、でも、最初の言葉が若者としての本音だろうね（笑）」

M「別にその芸能人に限らないよ。大学生と話しているとね、若い世代では支えきれないから、高齢者の年金も皆保険制度も廃止すべきだという意見の若者は多いよ」

N「そいつら、わかってないな。自分たちが大学に行けてるのは親が学費出してるからだろう？　つまり、おれたち中高年がヒーヒー言いながら、子供の学費を出して仕送りしてるんだよ。もし年金制度、皆保険制度、介護保険制度がなかったらどうなると思う？」

O「子供に金がかかるその時期に、自分の老いた両親、よめさんの両親に生活費の仕送りしなければなりませんね」

N「今の制度でも、年金暮らしのおじいちゃんおばあちゃんは病院で一割の医療費が払えなくて困っているからね」

M「皆保険制度がなければ、親が病気の時は、われわれ子供が介護費、医療費を出さなければならないわけだ。もう生活できないね。子供を大学なんて行かせられないね」

N「その大学生、それがわかってないんだね」

O「金持ちの息子なのかもしれませんね。ぼくのまわりでも『年金制度、皆保険制度を廃して、自分のことは自分の貯金で何とかしよう』という意見の大人はいますが、ほとんどそういう方はお金持ちですね（笑）」

M「さきほどの老人病院に勤める先生は、講演のあと、ぼくにこう言ってくれた。『高齢者医療をむだのように言う人は多いが、税金を使うむだな公共事業はあっても、人の健康や命に関することに税金のむだ遣い、ということはありえない。介護病棟が増えれば、そこで働く人も増えるし、そこに給食を搬入する業者、布団やシーツの業者、エアコン、テレビ、多くの出入りがあり、経済効果もあるはずだ』とね」

N「いい意見だけど……。現実には、老人病院が増えても、世の中の経済がよく回っているような気はしないな」

O「しかも、そこで働いているナースなどの職員が必ずしもやりがいを感じていないわけですから。問題山積ですね」

●残された命の意味

M「高齢者医療の意味、抗がん剤での数カ月の延命期間の意味、どちらも、ヒトという種族の歴史で人類が初めて直面する問題なのかもしれないな……」

O「人生五〇年の時代にはない悩みですもんね」

M「寝たきり治療も抗がん剤治療も、まさしく共通する問題を抱えている。一つは経済的問題。長期の胃瘻も、抗がん剤も、医療費がかかる。高齢者がまだまだ増え続けている現状では、マンパワー的にも、経済的にも、おそらく全員に同じ治療はできない時が来る。その時どう患者さんを選別するのか？　もう一つの共通する問題は……」

N「残された時間の意味づけだね」

M「そう。寝たきりの数年。抗がん剤による数カ月の延命。どちらもみなその意味づけができていない。だから寝たきりを見れば『何のため？』と思い、がん患者が亡くなれば、家族は『抗がん剤に意味があったのか？』と思ってしまう」

O「日本人は敗北を認めるのがいやなんですよ。みな、その姿に『老いには勝てなかった』『がんに勝てなかった』と思ってしまうんです」

M「でも、たとえ数カ月の延命でも、人は抗がん剤の投与を選択するというのも事実だ。その時になってみないとわからないけどね」

N「お金と一緒だね。みな八〇歳、九〇歳になれば、もうお金なんかそんなに欲しくないだろうなどと思う。しかし現実には、年金数万円減らされたら大騒ぎだよ」

M「そうだろうね。抗がん剤批判の理由に、医者にアンケートすると『自分自身はそういう時になっても抗がん剤を使わないと思うから』という答えがほとんど、というものがある。だが、これも健康な時に考えるアンケートであって、医者もいざその時になれば、抗がん剤使う人も多いのかもね」

O「『飛鳥へ、そしてまだ見ぬ子へ』（井村和清著、祥伝社、一九八〇年）じゃないけど、医者はがんになっても、最後の最後まで抗がん剤を打ちつづけて、倒れるぎりぎりまで働きますよね」

M「うん。ある医者に直接こういう話を聞いたね。その方はあるがんが見つかり、『転移があれば余命一年かも』と言われてショックを受けた。『好きなことをしてください』と言われたそうだけど、実際そう言われてみると何をしたらいいのかわからない。整理しなければならないことはあっても、やりたいことってすぐに思いつかないそうだ。で、多くの哲学や宗教の本を読んでも、やっぱりわからない。最終的に役に立ったのは、ある作家の『何をしたらいいかわからなくなった時は、とにかく他人のために働きなさい』という一文だったそうだ。それで、『ああ残りの人生、やっぱり医者として患者さんのために働こう』と、勤務を続けたそうだよ。転移はなく、今でも元気だ」

O「人間って、やっぱり最後まで他人に必要とされたいんですよね……」

N「おれは自分にがんが見つかったら、絶対仕事やめて遊ぶつもりだが……、仕事続けちゃうのかなあ」

●真のスーパー名医とは？

O「しかし、M先生の連載エッセイも、もうかなりの長期つづいていますよね」

M「そうだね。この数年間、ぼくなりに一生懸命いろいろなことを書かせてもらったよ。でも残念ながら、医療の現状を世の中に広く伝えるというには至らなかったね。なんせその間に医療否定ブームになっちゃったぐらいだからね」

N「今後も続けるのかい？」

M「いや、次回でいちおう終了しようと思っている。ただ最終回をどう締めくくればいいか、困っているんだ」

O「高齢者医療、がん治療、答えの出ない世界ですもんね」

M「そうなんだ。編集部の方にはいつも『読者はスパッと明快な結論が聞きたいんですよ！』と怒られるんだが」

N「医療否定派はその点は楽だよな。『医療はいりません！』とスパッと明快だからな」

M「まあでもたしかにぼくにとっても五年近く書いてきたことの最後の締めくくりだからね。『今まで読んできてよかった』と思ってもらえるような最終回にしたいんだ」

N「そりゃ難題だね」

M「そう。悩んだあげく、ぼくは先日高知に帰省した際に、何人かの同級生の医者に会って話を聞いてきたよ。ヒントを求めてね」

O「困った時の故郷の友だち頼みですね」

N「おれたちの同級生、高知で医者してるやつ、すごく多いもんね」

M「療養型病院の院長をしてるA君にも会ってきたよ」

N「おれたちの高知のひとりぐらしの母を『介護はまかせろ！』といつも言ってくれているA君だね」

M「そう。A君は僕の連載を読んでくれていたが、いつもは喜んでくれるのに、抗がん剤の回はお気に召さなかったみたいだ。『近藤氏に反論しようとして、ミイラ取りがミイラになってる』って怒られたよ。こうも言ってた。『医療を論じる文章を書き続けている人間は、最初はまともでも、みなだんだんおかしなことを書くようになってくる。売れる文章にまともなものはない。おまえも売れない文章を書いている今のうちにやめとけ』とね」

N「(爆笑) さすがA君。ほめてるのか、けなしてるのか、よくわからないね」

M「近藤氏の、医者にかかるなと言いながら救急受診は肯定する考えが矛盾に充ちているように、だんだん現場とずれたことを書くようになるんだろうね。ぼくもすでにいくつかおかしなことを書いてるかもしれない」

N「で、かんじんの連載のいい締めくくり方のヒントはもらえたのかい？」

M「A君の考えはこうだ。医療は、いいか悪いかなどという二元論ではない。必要な人に必要な医療を与えるかどうかだ。高齢者医療がいいかどうか、なんて論じること自体がナンセンス、医療否定派の策に嵌まって思考停止しているというんだね」

O「老人医療の現場にいる医者の声ですから、重みがありますね」

M「胃瘻もそう。胃瘻そのものはいい医療に決まっている。ただ、本当に必要な人にしているかどうかだ。たとえば誤嚥予防に胃瘻を作ったはずなのに、胃に注入した内容が逆流して、胃瘻造設後、数カ月で肺炎で亡くなってしまう方もいるらしい」

N「それはびっくりだね」

M「ぼくも急性期病院にずっといて、療養型病院に患者さんを送るほうだったから、恥ずかしながら知らなかった。胃瘻は誤嚥性肺炎を減らしていると思ってたからね」

O「じゃあ、どうすればいいんでしょう?」

M「まずは胃瘻を作る患者さんをしっかり選ぶこと。そして、作った後は、一人一人、注入する栄養量や、注入のスピード、注入後の患者さんの体位の角度まで、こまめに決めなければならない、とA君は言う」

N「それは大変だね、指示を出す医者も、注入する看護師さんもね」

M「A君は、そこまで指示する医者こそが、真のスーパー名医だと言うんだ」

O「マスコミにはとりあげられない影のスーパー名医ですね」

M「それをしなければ、ただ単に胃瘻から一日三回栄養を機械的に注入するブロイラーになってしまう」

O「そういう状態になるから、看護師も『毎日何をしてるんだろう？』と思うんでしょうね」

M「そして胃瘻も、いつでもやめることができる。たとえばリハビリをして嚥下ができるようになった場合とか、全身状態が改善して食欲が出てきた場合とか、だ。A君ははっきりこう言った。胃瘻にかぎらず、やめられない高齢者医療はない！」

N「う〜ん。すごいね。Mの書いていた『今日の抗がん剤治療は、いつでもやめられる医療のはず』と同じじゃないか！」

O「さきほど、抗がん剤と高齢者医療は同じ悩みをかかえている、と言いましたけど、現場の答えも同じ方向性なんですね！」

M「そうなんだ。ぼくはね、これをね、最終回で書いて、読者に伝えようと思っている」

●医療不安の人々に贈る言葉

M「こうして見てくると、胃瘻も抗がん剤もつくづく医療側は同じ失敗をしてるなあ、と思う。A君の言うように、胃瘻はそこからがスタートなのに、『残りの人生、栄養注入するだけ』となっている。抗がん剤治療もそこからがスタートなのに、多くの主治医は『完治はしないが、まあ仕方ない』みたいな雰囲気になってるかもしれない」

N「スタートであるべきものがゴールみたいになっちゃってるんだね」

O「抗がん剤が効きにくいがんの場合、効かなくて途中でやめたとしても、患者さんや家族にとってはそこからがまたスタートなんでしょうね」

M「そう。なのに、『東京タワー』の主治医みたいに『効果ありませんでした。ハイッ！もうつらいことはやめましょうね』と帰り支度のようになってしまうのが問題だね」

N「しかし、おれたち三人とも、高知に老いた母がいる。医療、介護は他人事じゃない。現実そのものだよ。何か母の今後が心配になってきたよ。だって、そうじゃないか。Mの話を聞いていると、やっぱりいい主治医に出会わないとだめということなのかい？」

O「母が療養型病院に入院して、Aさんのような主治医に会うとは限らないし、がんの治療でも、しっかりと心のケアまでできる主治医に出会うとは限りませんもんね」

N「そう。高知でおかんが病気になった時のことを考えると心配だ。医療不信というよりおれたち一般人は医療不安だね」

M「そうだろうね。ぼくだって、自分が医者でも、父親が入院してた頃『病院に大切にしてもらえてるんだろうか？』と不安だった。答えになってるかどうかわからないが、A君はこうも言っていた。『残された時間が多くない高齢者にとっては、医療の技よりも真剣に診てくれているかどうかが大事だ』と」

N「A君らしい言葉だな……」

O「自分の主治医が、真剣に診てくれているかどうか、どうすればわかるんでしょう？」

M「う〜ん。医者の立場としては、みな真剣に診てますよ、としかいいようがないが……。たとえばNやO君のお母さんが入院したとしよう。主治医は自分の母親が入院した時と同じ医療をしていると思う。こう言えば安心かな」

N「ふ〜ん。逆に言えば、主治医に『あなたの母親でも、この治療を施しますか？』『あなたの母親に施すのと同じ治療をしてください』と言えばいいんだな。高知のおかんに伝えておくよ」

O「途中でやめられない医療はないということと、その母親ネタはぜひ文章にして多くの人に伝えてほしいですね」

M「そうするよ」

N「おやおや、おれたちあれだけ〝まずは科学的土台を〟なんて言ってたのに、最後はまた『技より真剣に診てくれているかどうか』なんて、ぜんぜん科学的じゃないね」

O「ぐるっと一周して精神論にもどってきちゃいましたね。また『医者なら医学的な結論を書け！』と言われるかも、ですよ」

M「仕方ないね（笑）。でも老いや高齢者医療の意味を考えることは、自分の人生の意味を考えることだからね」

N「老いの意味か……。龍馬と違って、おれたち生き延びちゃったからね」

M「それに、ぼくにとってはこれで終わりじゃないよ。まだまだいろいろな人の話を聞きに行くつもりだし、またみなにも、その内容紹介するよ」

切りとり線

★読者のみなさまにお願い

この本をお読みになって、どんな感想をお持ちでしょうか。祥伝社のホームページから書評をお送りいただけたら、ありがたく存じます。今後の企画の参考にさせていただきます。また、次ページの原稿用紙を切り取り、左記まで郵送していただいても結構です。

お寄せいただいた書評は、ご了解のうえ新聞・雑誌などを通じて紹介させていただくこともあります。採用の場合は、特製図書カードを差しあげます。

なお、ご記入いただいたお名前、ご住所、ご連絡先等は、書評紹介の事前了解、謝礼のお届け以外の目的で利用することはありません。また、それらの情報を6カ月を越えて保管することもありません。

〒101-8701（お手紙は郵便番号だけで届きます）
祥伝社新書編集部
電話03（3265）2310
祥伝社ホームページ　http://www.shodensha.co.jp/bookreview/

★本書の購買動機（新聞名か雑誌名、あるいは○をつけてください）

＿＿＿新聞の広告を見て	＿＿＿誌の広告を見て	＿＿＿新聞の書評を見て	＿＿＿誌の書評を見て	書店で見かけて	知人のすすめで

★１００字書評……近藤理論に嵌(は)まった日本人へ　医者の言い分

名前

住所

年齢

職業

村田幸生　むらた・ゆきお

1960年高知県生まれ。医師、エッセイスト。神戸大学医学部卒。医学博士。神鋼病院内科部長を経て、新神戸ドック健診クリニックなど複数の施設で診療中。兵庫大学健康科学部兼任講師。内科学会認定内科医、糖尿病学会専門医その他。動脈硬化学会会員。高齢者医療、生活習慣病治療の重要性を発信しつづけている。著作に『「スーパー名医」が医療を壊す』『「医療否定」は患者にとって幸せか』（ともに祥伝社新書）、『親孝考』（白夜書房）など。

近藤理論に嵌まった日本人へ　医者の言い分

村田幸生

2015年２月10日　初版第１刷発行

発行者……………竹内和芳
発行所……………祥伝社しょうでんしゃ
〒101-8701　東京都千代田区神田神保町3-3
電話　03(3265)2081(販売部)
電話　03(3265)2310(編集部)
電話　03(3265)3622(業務部)
ホームページ　http://www.shodensha.co.jp/

装丁者……………盛川和洋
印刷所……………萩原印刷
製本所……………ナショナル製本

Printed in Japan　ISBN978-4-396-11401-5　C0247

祥伝社新書

「医療のありかた」を考える

187

「スーパー名医」が医療を壊す

Dr.コトーも、医龍も、最上の名医も何も分かっちゃいない

深刻化する医療訴訟、産婦人科医の激減、医者の超過勤務、新旧研修医制度の矛盾、地方医療の危機、救急医療の崩壊、医者と患者の相互不信、「医者性悪説」の蔓延、高齢者医療……の現実と今後

村田幸生

304

「医療否定」は患者にとって幸せか

大ブーム「医療悪玉論」への反論

「抗がん剤」「延命治療」「胃瘻（いろう）とチューブ」「病院での突然死」「薬漬け」「同意書」……をめぐる、医療現場の本音とジレンマ。現場の医師として、これだけは知ってほしい！

村田幸生